あなたの大切な人が「うつ」になったら

小野一之

治すために家族や友人ができること、できないこと

Subarusya

まえがき

「大切な人」が落ち込むと、あなたもつらい――

「うつ病」になると気力は衰え、集中力や注意力も散漫になる。朝、新聞が読めない。とにかくだるい。まるで頭に霧がかかったように、倦怠感が全身を包む。

私は約10年前に「軽症うつ」と診断され、まだ〝完治〟したとはいえない。一昨年、私が書いた『「うつ」は、ゆっくり治せばいい！』という本は、そんな、うつ病体験者からのメッセージだった。

つまり――「うつ」という病気は簡単には治らない。焦って早く治そうとすると、「治らない」という焦りからますます気持ちは落ち込んでいく。そして、「軽症だが、なかなか治らない」という「軽症うつ」状態になる。

だとすれば、焦って治そうとしないで、「うつ」を手なずけて〝同居〟するぐらいの気持ちでもいいのではないか。そう思うことで、回復も逆に早くなるのではないか――と。

正直、自分の症状を書くことはつらかった。しかし「共感できた」といったお便りもたくさんいただき、「書いてよかった」と思っている。

「軽症うつ」がなぜ長引くかについては、いろいろな議論がある。本書でも改めて私なりの考えを書いてみたい。ただ、焦って治そうとすると深みにはまることだけは事実だ。さっさと治ってしまうに越したことはないが、無理をしても仕方がないと思う。

軽症うつの人の多くは、精神的ストレスが原因になって発病している。仮に、親しい人の死がきっかけでうつになったとしよう。親しい人を失った喪失感で、うつ病になるかもしれないが、抗うつ薬や精神安定剤を飲むことでかなり軽くなる。

しかし、「うつ」の原因が〝慢性的なストレス〟の場合、「少し具合が悪い」「気持ちがふさぐ」という程度だから、思い切って休めない。一方でストレスの原因になっているもの（たとえば上司・家族との軋轢、恋愛関係など）がなくならない限り、本質的な回復はない。抗うつ薬で一時的に気持ちは楽になるかもしれないが、ストレスやコンプレックスが根底にある場合、基本的に薬はあまり効かないと思ったほうがいい。

残念ながら、精神的ストレスが手品のようになくなり、急に元気になることはあり得ない。

解決がむずかしいさまざまな問題を、普通の人以上に深刻に考える。そしてさらに問題を抱え込む――このスパイラルに入ってしまうと、簡単には抜けられない。

こうして多くの人が、「うつ病かもしれない」と悩み続け、あるいは「うつ病」と診断されて月日が過ぎているのに「治った」という実感が持てず、心に重いものを抱えて毎日を送っているのである。

あなたの大切な人も、その一人かもしれない。

「うつ」がポピュラーになったことで（別にポピュラーになどなってほしくないが）、「うつ病」という心の病に対する偏見は少なくなった。しかし一方で、「自分はうつだから……」と、「うつ」という病気に逃げ込む人が増えたことも事実である。

しかし、逃げ込んでいるかどうかは本人しかわからない。それに、逃げ込んでいようがいまいが、つらくて、だるくて憂うつなのは事実なのだ。

＊

うつになると、泥沼に踏み込んで抜け出せないような気分になる。何もしたくない、もちろん仕事などしたくない、できれば1日中蒲団をかぶって眠っていたい、明るかった人から笑顔が消える……ひどくなると、日常生活も送れないほどになる。

そうなると、生活や仕事自体がつらくなる。仕事でもミスを起こしがちで、人間関係もトラブルが多くなる。私は医者ではないが、そういう人をたくさん見てきた。

そしてそんなとき、本人と同じぐらい、いや時には本人以上に、周りの人もつらい。

もちろん専門医ではないから、「たくさん見てきた」と言っても、あくまで限られたケースかもしれない、ということはよくわかっている。多くの臨床例をもとに専門医が書いたもののほうが、ずっと有益かもしれない。

それでも私にこの本を書かせたのは、「うつ」に苦しんだ側から自分なりのメッセージを送ることができるのではないかと思ったからだ。


うつの人は悩みを自分で抱え込んでしまう傾向があるため、周囲がいち早く気づいてあげる必要がある。

あなたの大切な人――たとえば家族、友人、同僚が突然、「うつ病」になった。あなたはどうするだろう。「うつ病」になるとコミュニケーション力も落ちるから、話しかけてもきちんとした返事が返ってこないこともある。しかし声をかけないわけにはいかない。

「気を落とすなよ、頑張れよ」

ところが「うつ病」の人は、頑張りたくても頑張れない状態にある。だから、安易に励まされるのがとてもつらい。あなたは何も言えなくなる……。

何も言ってやれない、何もしてやれない自分がいる。あなたはそれが歯がゆくて仕方がない。歯がゆいだけでなく、自分までつらくなる。

他の病気なら、何らかの数値が出る。しかし「うつ病」は、採血して数値が出るようなものではない。だから周囲も、どこまでつらいのか、どこまで踏み込んでいいのかわからない。

あなたの大切な人が「うつ」になったら、あなたもつらいのである。

たとえば夫や妻、子供や部下が「うつ」になったら、もしかしたら、自分が原因でうつになっているのではないかと悩むかもしれない。

しかし、大切な人に何かをしてあげることができ、サポートできるのは、あなただけかもしれない。あなたは、何かをしてあげなければならない。大切な人が頑張れない分、あなたが頑張って「うつ」を少しでも軽くしてあげなければならない。

けれども、頑張りすぎてあなたまで「うつ」になってしまってはいけない。あなた自身には荷が重ければ、誰かの助けも必要になってくるだろう。

この本では、あなたの「大切な人」が「うつ」になったとき、「うつ」がなかなか治らずに苦しんでいるとき、あなたは何ができるか、どういう距離感を保てばいいか、何をすべきか、そして何ができないか——それを私の経験をもとに書いてみたい。

プロローグでは、大切な人がうつ病になると、周囲にどんな影響を与えるかを見てみる。

第1章では、うつ病とはどういう病気かを簡単に説明する。

第2章は、夫婦、恋人などのカップルのどちらかがうつ病になったときの対応である。

第3章では、親や子供がうつ病になったときにどうするかを書いてみたい。2章と3章は「家族がうつになったら」という視点で見れば共通することも多いだろう。

第4章は、部下や同僚がうつ病になったときの接し方について書く。

第5章は、うつ病を一緒に、どう治していくかをまとめてみたい。

わずかでもいい。「大切な人」がうつになり、途方に暮れている人の支えになれば幸いです。そして、現在うつに苦しんでいる人とその家族や友人が、一緒にこの本を読んでもらえると、とても嬉しく思います。

小野一之

2007年2月

あなたの大切な人が「うつ」になったら――

［目次］

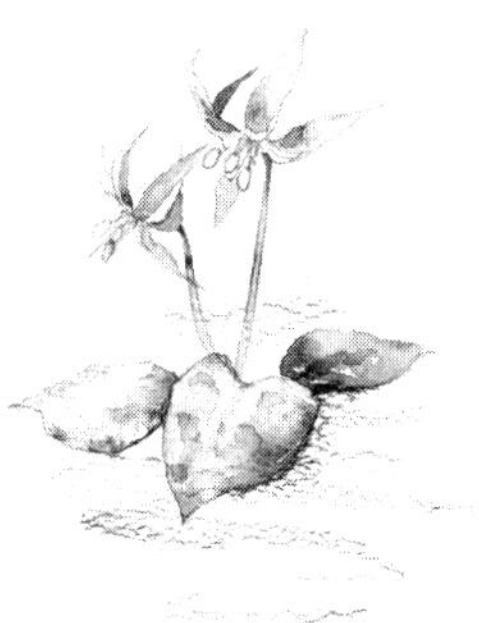

［第1章］「大切な人」は、本当にうつなのか？

「うつ病」とひと口にいっても原因も病状もさまざまである。
家族や恋人が、うつかどうかをまず冷静に判断してみよう。

[第2章] 夫、妻、恋人が「うつ」になったら

パートナーが「うつ」になったら、原因は自分にあるのかと思うかもしれない。しかしパートナーはあなたに救いを求めているのだと考えよう。

［第3章］親や息子・娘が「うつ」になったら

子供がうつになったら、親はオロオロする。そして往々にして、「過剰な干渉」をしてしまう。では、どういう距離感を保てばいいだろうか？

［第4章］部下・同僚が「うつ」になったら

部下や同僚がうつになったら、仕事に支障も出てくる。上司や同僚は、一緒に仕事をしている仲間として、どんなサポートをすればいいのだろうか。

[第5章] 一緒に「うつ」を治していこう

うつはつらい。しかし、その家族や友人もつらい。けれども大切に思っているのであれば「一緒に治していこう」と考えよう。

［装丁・装画&本文挿絵――石村紗貴子］

［プロローグ］ つらいのは、あなたのほうかもしれない

家族や親友が「うつ」になると、
マイナスのエネルギーを受けることになる。
それはとても苦しい。
しかし「何とかしてあげられる」のも家族や親友なのだ。

1 「うつ」を抱えたまま生きる、ということ

私の最初の「うつ」は十数年前だった

私が、最初に「うつ」になったのは、今から十数年前になる。当時私は、ある出版社の編集部長で、部下が10人ほどいた。年齢は40歳を過ぎたばかりの頃だった。

若手も育ち、上司は私に、

「いつまでも現場にいないで、管理職に徹してくれ」

と言った。ところが出版社に就職するような連中は良くも悪くも個性的である。遅刻の多い人間、自己主張の強い人間……これらを束ねていくのは容易なことではない。

私は彼らを、型にはめずに育てたかった。しかし、そういう野放し状態でマネジメントをすることは簡単ではない。ではどうするか。私はここで大きな壁にぶち当たった。

そもそも私自身が、型にはまりたくない人間だったからだ。

30代から慢性的な十二指腸潰瘍を患い、決してストレスには強くなかった。すでに潰瘍は治っていたのだが、不眠や原因不明のめまいに悩まされるようになった。

「お前の部署には、こういう問題がある」と上司が言う。

「部長、もっと自由にさせてくださいよ」と部下が言う。

部下の誰それが私のことを批判しているといった声が、耳に入ってくる。

上司が私のことを、管理能力がないと言っている、という声が聞こえてくる。

編集部には、「売れる本を継続してつくり続ける」というノルマが課される。ちょうどその頃、会社は伸び盛りで、新卒社員を採用したせいもあり、制作点数は増えた。当然、肉体的な負荷も大きくなった。


組織はピラミッド型が普通だが、急速に大きくなったその会社では、編集部に関するほとんどのことは、私一人で決めていたといってもよかった。臆病だったのかもしれない。大胆な権限の委譲ができずに、いたずらに月日が過ぎていった。

徹夜や残業も、日常茶飯事だった。

「出社したくない……」と思った日

ある日、電車には乗ったのだが途中で引き返してしまった。

もっとも、当時私は比較的自由に時間を使えた。ネットワークの時代だからと、自宅で仕事をしながら会社と電話連絡を取ることもあった。それでも、何時になってもとりあえず出社はしていた。

「あいつはいつも重役出勤だ」

という声も聞こえてきたが、そのこと自体はあまり気にしていなかった。そういう勤務スタイルがこれからは当たり前になるはずだ、と信じていたからだ。

ただ、その〝遅い出社〟ですら、つらくなった。体が重い。抑うつ感で、わけもなく不安になる。あの仕事は大丈夫か、この仕事はうまくいくか、そして自分はこのままでいいのか……そんなことばかり考えて不眠症になっていった。

当時のベスト体重は55キロほどだったが、一時それが45キロにまで下がった。食欲もなくなっていった。

「うつ病かもしれない……」

うつ病に関する多少の知識があった私は、まずそう思った。そして精神科の小さなクリニックに行った。

医師は、はっきりと「うつ病」だとは告げなかったが、

「少しストレスで疲れているようですね、安定剤と軽い抗うつ薬を出しましょう」

と言われた。つまり、それほど重症ではなく、何とか日常生活を送れる程度のうつ——ということである。

これが最近問題になっている「軽症うつ病」である。これについては、44ページで詳しく書いていきたい。

実家で休養したが、ただ驚くしかなかった両親

当時の私は、まだ独身だった。私は会社に2週間の休暇届を出して、四国の実家に帰った。帰るなり、両親が目をむいた。私の頬はこけ、顔色も青白かった。

あとで聞いた話だが、両親は最初どうしていいかわからなかったという。うつ病に対する知識などないから、ただ息子の疲れ切った姿にうろたえるばかりだった。

私は経済的には自立していたが、親にとっては〝家庭〟を持っていない息子は、いつまでも子供だ。その息子が、東京で元気にやっているはずなのに痩せ細って帰省してきた——。

「うつ」になると周囲に迷惑をかけているのではないかという気持ちが強くなり、それが逆にプレッシャーにもなっていた。ただ、両親に対してはある程度〝わがまま〟になることができた。会社だと、遅刻や欠勤をしながら、

「自分はなんて情けないんだ」

と責めたり、自分がふさぎ込んでいることで周囲によけいな気を遣わせていないかと気にもなった。しかし、帰省すれば親子の気安さである。両親が心配していることはわかりすぎるぐらいだったが、帰省している間は、変な言い方かもしれないが〝仮面〟を脱ぎ捨てて、思う存分ふさぎ込めたのである。

それがよかったのかもしれない。私はある意味で親に甘えることで、かろうじて気持ちの安定を保っていた。

けれども、そういう息子を前にしている親はたまらない。まるで腫れ物に触るように、私と接した。そのときの両親は私にあれをしろ、これをしろとは言わなかった。ただ黙って見守っていただけである。

あれから十数年、私の「うつ」はかなり良くなっており、普通の生活もできる。だからだろう。ときどき両親が、

「あのときは、どうしようかと思った……」

と言う。

「うつ」関係の本を買い込んできたりもしたらしいが、安易に励ましてはいけないとか、黙って話を聞いてあげようとか、できそうでなかなかできないことが書いてある。

私の両親は、前向きでプラス思考の人たちである。だからどうしても、

「くよくよしてないで、気楽に考えなさい」

という言葉が出てくる。

〈くよくよ、じゃないんだよなあ……〉

と、私は逆に落ち込んだものである。

つらかったのは両親のほうも同じだったと思う。帰省中は、毎日私の好物が食卓に出てきた。それぐらいしかできなかったのだろう。


今この本を読まれている人の中にも、息子や娘がうつになって悩んでいる人がいると思う。子供がうつになっているときの家族の接し方については、第3章で詳しく書くが、ここで結論を言っておくと、「気を遣いすぎずに、普通に接する」ことである。

私は、腫れ物に触るように扱うこと自体は、ある程度仕方ないと思っている。しかし、うつ病を何か特別な病気であるかのように思ってはいけない。

気を遣いすぎると、あなたまで参ってしまう。それでは共倒れである。


そして結局、退職の道を選んだ……

帰省している間は、仕事のストレスから離れられることもあってか、体重も増えるし、気が滅入ることもあまりなかった。しかし、上京するとすぐに元に戻った。

当時はまだ現在ほど「うつ」が社会的に認知されていなくて、私の上司も対応に苦慮していたと思う。しかし、編集部長に、「好きなだけ休め」とも言えず、逆に「頑張れ」と励まされるばかりだった。

基本的に「うつ」の人を励ましてはいけない。本人は誰よりも頑張ろうと思っている。しかし気持ちが頑張る方向に向いてくれない。だからつらくなる——それが「うつ」なのである。そういうところに「頑張れ」と言われると、よけいにつらくなるし、時には言われた人を憎むようにさえなる。ましてや、

「最近、ちょっとダレてるんじゃない?」

「前向きで行けよ」

などと言うのは、うつ病の人を追い込むだけである。

「うつ病」になって数年、今から8年ほど前に、私は会社を辞めた。

「うつ病」になる原因はさまざまある。単純に精神的ストレスだけが原因ではなく、うつとは無縁と思えるような元気な人が突然、棒が倒れるように発症することもある。しかし私のうつの原因は、ある程度はっきりしていた。

つまり、自分に不向きな管理職に抜擢された、上司とあまりうまくいってない、といった〝状況〟が「うつ」の大きな要因になっていたのである。だから、それを取り除くことで私の

うつは、一気に回復した。

しかし、「うつ」になりやすい性格、ものの考え方は変わらないままだった。こういうタイプのうつは、ものの考え方を変えていかなければ、すぐに再発する。ちょうど胃腸の弱い人が下痢をしやすいのと同じことだ。ストレスに対する耐性が弱いのである。


退職して数年ほどあとに、仕事でちょっとしたトラブルが発生した。きちんと対処しようとしても話はこじれ、頭の中がごちゃごちゃになっていった。

こうして「うつ」が再発し、以来、良くなったり悪くなったりを繰り返しながら、それでもなんとか踏ん張っているのが現状である。だから今の私は、「うつを治した体験記」は書けない。ただ、うつがなぜ長引くのか、薬でうつは治るのだろうか……そういう素朴な疑問は常に抱いてきた。


同時に、「大切な人」がうつになったらどうするか——このことも、私にとっては、とても大きな問題だった。私が最初にうつになったとき、親はどうしていいかわからずオロオロした。次にうつになったときは妻が苦しんだ。

うつは周囲を巻き込み、人間関係を破壊していく病でもあるのだ。

2 「うつ」は、嵐のように周囲を巻き込んでいく

引っ越しうつ、昇進うつというものもある

私は再び精神科に通い、精神安定剤と抗うつ薬を服用するようになった。今でも服用しているから、「うつが治った」とはいえない。サラリーマン時代よりはずっと良くなっていると思うが、ときどき症状が重くなる（再発する）ことがある。

ただ、うつが再発してもサラリーマンではないから決まった時間に通勤しなくてもよい。だから、体調の良くない午前中はできるだけリラックスするようにして、仕事は午後から夜にシフトすることで折り合いをつけている。

そういう意味では、普通のサラリーマンより恵まれている。また、うつにはいろいろなパターンや原因があり、私の体験がそのまま当てはまるわけではない。

あくまでひとつの〝事例〟として読んでいただきたい。

ともあれ——。
私のように、軽いうつ状態がだらだらと続くのは、正直つらい。しかしその状態に付き合わされる人間も同じぐらいつらいものだ。

私は3年ほど前に結婚したのだが、このときかなりひどいうつになった。二人とも50歳だったから、すでに変えようがない自分なりの価値観を持っている。それを擦り合わせるには、それなりのエネルギーを必要とした。

「破《わ》れ鍋に綴《と》じ蓋《ぶた》」ということわざもあるが、歳をとっているとお互いあちこち割れているから、蓋のしようがないのかもしれない。

おまけに結婚を契機に、東京都心に引っ越してきた。もともと四国の田舎育ちで人混みが苦手な人間が都心に引っ越すとどうなるか——。たしかに仕事の上では便利になったが、近所を散歩しても、それまで住んでいた郊外と違って空気が濁っている。

生活のリズムは崩れ、私のうつはひどくなった。


うつは、環境を変えると悪化することがある。転職、昇進、転居、結婚など、一見喜ばしいことでも、それまでの生活リズムが狂うことで、意外とあっさりとうつは頭をもたげる。

「引っ越しうつ」「結婚うつ」「昇進うつ」という言葉もあるそうだ。私の場合、結婚と引っ越しを同時にやってしまったため、かなり大きなストレスがかかってきたのだろう。

このとき、私以上に戸惑い、つらかったのは、パートナーである妻だった。

うつ病になると、精神的に落ち着かない、集中力がなくなる、やる気がなくなる、睡眠障害が起こる、イライラする……などさまざまな症状があらわれる。これらはすべて、付き合う人間にしてみれば「うっとうしい」ことばかりである。

たとえば夫がうつになり、怒りっぽく常にイライラし、やる気もなくなり外出もしない、何もしたがらないとしたら、あなたはどう思うだろうか。

「いい加減にしてよ!」

と叫びたくなるかもしれない。叫ばないにしても、不機嫌になるかもしれない。それを見て夫はますます落ち込み、自分を責め、イライラし、眠れなくなる……。

当時の私たちが、それに近い状況だった。

付き合いが深いほど、受けるダメージも大きい

うつになった当事者は、とにかくつらい。眠れなかったり、憂うつになったり、イライラしたり、気持ちがざわざわと落ち着かない。これが日常的に続くのである。つまりエネルギーがなくなるのだ。外出する気も起きなくなる。

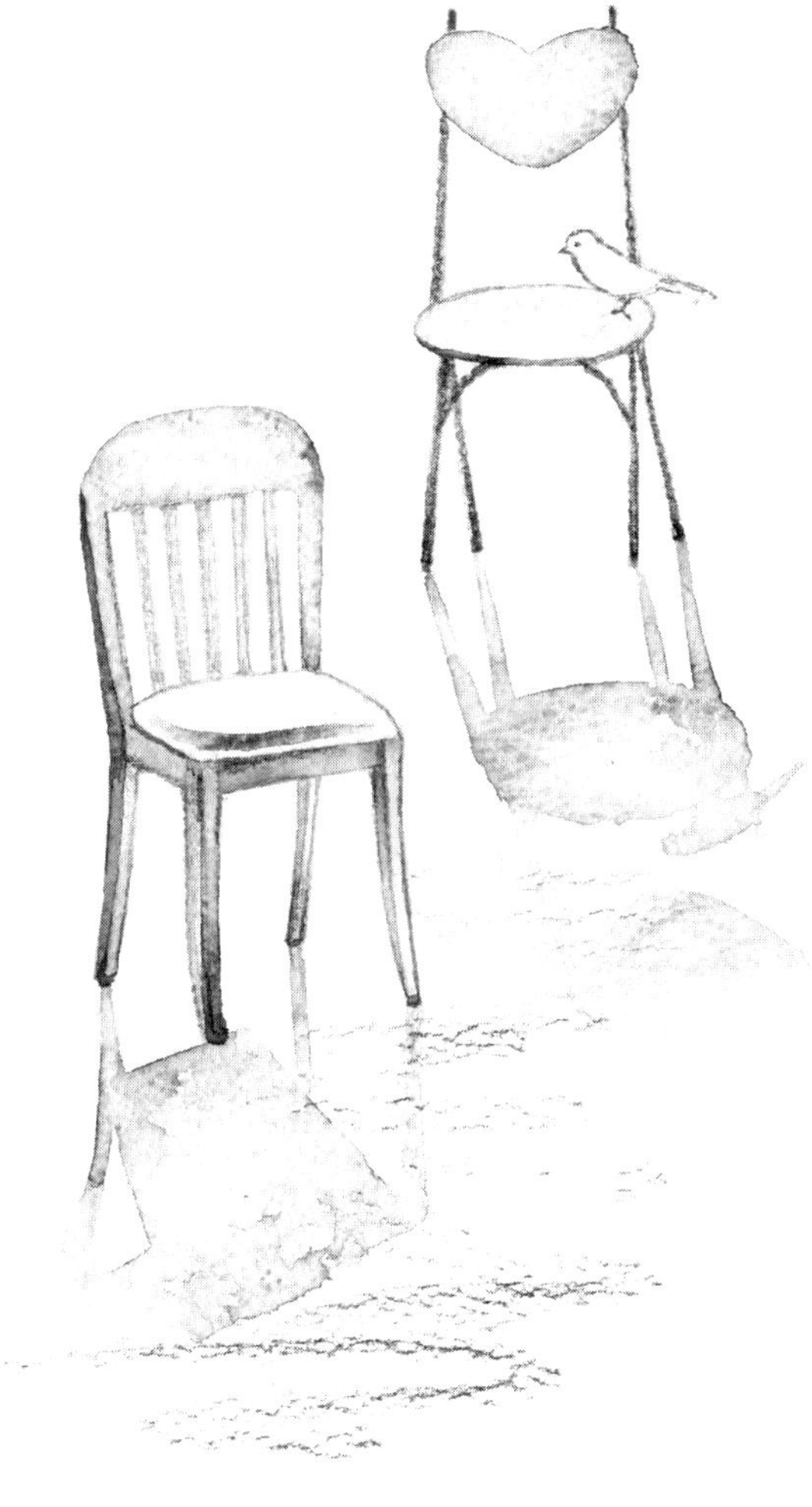

しかし当事者は、「自分はそれでいい」とは思っていない。思ってないから焦るし、つらい。最初のうつのとき親に当たったように、私は当時まだ結婚したばかりだった妻に当たった。怒鳴ったりはしなかったが、常に「負」のエネルギーを出し続けたのである。

一緒に暮らしている人間が、常にどよ〜んと暗い顔をしている。

これをまともに浴びると、同じように気が滅入っていくだろう。


当時彼女は、自分を責めたこともあったという。たしかに、結婚して一緒に暮らすようになって、いきなりのうつである。自分に責任があるのではないかと思って不思議はない。

しかし妻に責任はなかった。私は一人暮らしが長かった分、「二人暮らし」に気持ちと体がついていかなかった。それがうつの引き金にもなったのだろう。

私たちは、どうすればいいかを何度も話し合った。それは私にとっても妻にとっても、気の重い作業だった。

しかしこの話し合いは、大切な人がうつになったときには絶対に必要なものである。


妻や夫、恋人といった関係は、深い。普通の友人関係でも、付き合いが深いほど相手の苦しみや悲しみを真剣に受け止めるはずだ。真剣に受け止めてくれるから絆も強くなる。

しかし、うつの苦しみや悲しみは、原因がはっきりしていないことが多い。

「よくわからないけどつらい」

「人間関係がストレスになっているのかもしれないけど、そうじゃないともいえる」

……と、ひどくあいまいである。これでは受け止めようがない。受け止めようがないから、どうしていいかわからずストレスもたまっていく。

こうして、相手と同じようにうつ状態に陥っていくケースは少なくない。

積極的なコミュニケーションを心がける

あなたの大切な人が、うつになったら、あなたはあわてたり悩んだりするだろう。正体不明の病に苦しんでいる家族や同僚を前に、必死で「何か」をしようとすると思う。

しかし、大切な人は本当にうつなのか、うつだとしてもどの程度のレベルなのかがわからないと、あなたの熱意も空回りしてしまう。空回りが続くと、あなた自身もむなしくなる。

相手との間でどういう変化が起こっているのかを、冷静に見つめてみよう。大切な人に対する愛情は変化しているのか、してないのか。相手の行動や考え方は、どう変わったのか……などをよく観察してほしい。

そして、相手との関係、距離がつかめたら、初めて「何か」をしようと行動を起こすことだ。最も大切なのは、積極的にコミュニケーションをとるように試みることである。

無理に話しかけなくてもいい。黙って聞いているだけで相手が落ち着くのであれば、そうしてほしい。愚痴やイライラを聞かされるのはつらいことだが、ここでのあなたの〝ふんばり〟が、相手を救うのである。

しかし、無理をしてはいけない。本当につらいと思ったら、信頼できる人に助けを求めよう。もちろんメインになってサポートするのはあなただが、一人で何もかも背負い込んでしまうのもよくない。

自分の生活パターンを守るなり、プラスのエネルギーをためる工夫をするなりして、相手のマイナスのエネルギーに引きずられないようにしよう。私がうつに陥ったとき、妻がいちばん気をつけたのが、そのことだったという。

それからもうひとつ。大切な人がうつになって苦しんでいる人がいたら、そのつらさを理解してあげてほしい。うつ病はつらいが、周囲の人はそれ以上につらいこともあるのだから。

［第1章］「大切な人」は、本当にうつなのか？

「うつ病」とひと口にいってても原因も病状もさまざまである。
家族や恋人が、うつかどうかをまず冷静に判断してみよう。

1　うつ病とは、どんな病気かを知る

「憂うつ」と「うつ」は、どこが違うか？

大切な人がうつかどうか、まずこれをチェックしよう。その前に、そもそもうつ病とはどういう病気なのかを知らなければならない。

知識は、不安をやわらげるものである。

気分が沈み込んで憂うつで、やる気もなくなる、という「うつ状態」は、たいていの人が経験する。

たとえば仕事で失敗をしてしまい、上司にひどく叱られた……別に何とも思わない心臓に毛の生えたような人もいるかもしれないが、たいていは何日か気持ちが滅入ってしまうと思う。

しかし、時間がたつにつれて失敗したショックも薄らぎ、憂うつな気分もなくなっていく。

このように、

①原因がはっきりしていて

②その原因で憂うつになったことを自分で理解できていて

③しばらくすると落ち込みがなくなる

という場合には、「うつ病」ではない。普通の落ち込み――うつ状態である。とくに、正常な憂うつか病的なうつ状態かを判断するのは、③が重要になってくる。

たとえば家族とうまくいっていない、肉親が亡くなった、会社に不満がある、といった原因でうつ状態になったとしよう。これは精神的に大きなストレスになっているはずだ。しかし、自分でそのストレスを解消できているのなら問題はない。

けれども、家族との不和が原因で体調を崩したり、肉親の死を何カ月も引きずって、食欲不振や集中力の減退が著しかったり、「こんなふうに思うのは自分がダメなせいだ」「いっそ死んでしまいたい」などと思うようになったら、「うつ病」という病気になっている可能性が高い。

うつ病かどうかを判断する基準は？

うつ病かどうかを判断するときに最もよく使われるのが、アメリカ精神医学協会が発表している「国際疾病分類ＩＣＤ―10」のうつ病診断基準である。

〈主症状〉

①気分が落ち込む（抑うつ感）
②何をやっても面白くない。喜びも感じない
③疲れやすい

この主症状のうち2つ以上が2週間以上続いていたら、危険信号である。そして、

〈その他の症状〉

①集中力や注意力がなくなる
②自信がなくなる
③自分を責める
④将来に対して悲観的になる
⑤自殺を考える
⑥睡眠障害（不眠、過眠、中途覚醒など）がある
⑦食欲不振または過食になる

この7つの症状のうち2つ以上が2週間以上続く場合は、「うつ病」になっていると考えてよい。左の図が簡単な判断基準である。

国際疾病分類（ICD-10）によるうつ病の診断基準

主症状	① 気持ちが落ち込む（抑うつ感） ② 何をやっても面白くないし、喜びも感じない ③ 疲れやすく、活力が低下している
その他の一般的症状	① 集中力・注意力が低下する ② 自信がなくなり、自己評価が低くなる ③ 自分はダメだなどと自分を責める ④ 将来に対して悲観的になる ⑤ 自殺を考える ⑥ 睡眠障害（不眠・過眠・中途覚醒など） ⑦ 食欲不振あるいは過食になる

（以上の症状が2週間以上続いているのが前提になる）

	病的とはいえないうつ状態	軽いうつ	中程度のうつ	重症のうつ
主症状	1つか、なし	少なくとも2つある	少なくとも2つある	3つすべてある
その他の一般的症状	ないか、1～2	少なくとも2つある	少なくとも3つある	少なくとも4つある
家庭的・社会的・職業的活動	何とかやれる	いくぶん困難	かなり困難	ほとんど不可能

『「うつ」は、ゆっくり治せばいい！』（小野一之／すばる舎）より

たとえば「その他の症状」の中の集中力減退や食欲不振が2週間以上続いていても、抑うつ症状などの主症状がまったくなかった場合は、病的なうつ状態とはいえない。

ただしこれは、あくまで目安である。「その他の症状」が3つも4つもあり、それらが2週間以上続いているようなら、軽いうつ病になっていると考えてもいいだろう。とくに自殺願望を抱いているようなら、早めに専門医に診断してもらったほうがいい。

うつ病にもさまざまなパターンがある

うつ病が厄介なのは、人それぞれ、経歴や性格などによってさまざまな形であらわれるからだ。医者や研究者によって、表現方法や分け方も微妙に異なる。

以下、主なパターンをあげてみよう。

①単極性うつ

最も典型的なうつ病で「大うつ病」ともいわれる。

②双極性うつ

躁うつ病ともいわれる。うつ状態と躁状態が交互にあらわれる。躁状態のときには、気分が高揚し、何でもできるような気分になり、多額な買い物をしたりする。

③気分変調障害

単極性うつよりは軽く、しかし慢性的な抑うつ状態が1年も2年も続く。今、うつ病といわれている人の多くは、このパターンではないだろうか。このタイプには抗うつ薬もあまり効かないことが多い。

元気だった人が突然、うつになることもある

また、うつというと、ストレスのたまりやすい人がさまざまなストレスにさらされ、しだいに苦しくつらくなって発症する――と思っている人も多い。もちろんそういうケースが比較的多いのは事実だが、

「自分はストレスとは無縁だ」

と思っている人が、最近どうも疲れやすいし仕事にも集中できない、と病院に行ってうつ病と診断されるケースもある。私の場合、普段からストレスをためやすいということを自覚していたのだが、そうでないケースもあるのだ。

こういう人は、自分がうつになったことを認めたがらなかったり、あるいは逆に、「もうダメだ、会社も辞めよう」と短絡的判断に走ったりする。そのどちらも、あまりいい結果を招かないものである。

あなたの大切な人が突然うつになったら、まずあなたが冷静になってほしい。そして、スト

レスは深くたまっていくこともあるのだと認識してほしい。
そうすれば、仮に当人が自分の病気を認めたがらなくても、じっくり説得もできるはずだ。

「軽症うつ」とは、どんなうつ病か？

何もできないぐらい落ち込むのではなく、比較的症状が軽く、日常生活は何とか送れるうつ病を、「軽症うつ」と呼ぶことがあり、最近ではかなり定着してきた。

もともとうつ病は、「内因性」（素質、気質、体質など何らかの要素が体内にあり、ひとりでに発生するうつ病）と、「心因性」（反応性、神経性ともいわれ、精神的なストレスや過労などが原因で発生するもの）に分けられてきた。しかしうつ病はさまざまなパターンがあり、きちんと内因性・心因性と分けられないことも多い。

そこで、原因で分類するのではなく、症状の重さによって「重症うつ」「軽症うつ」と分ける考え方が出てきた。

先ほど出てきた「気分変調障害」などは軽症うつだといえるかもしれない。しかし、これといった原因がないのにうつ病になる内因性うつにも、軽症の人が増えている。

何もできないほど重くなく、それなりに頑張れば仕事もできる。つらさや抑うつ感はあるが、仕事や生活に大きな影響を及ぼすほどではない。実はここがクセ者なのである。

軽症だから仕事もできるが、自分で思っているほど結果が出ない。倦怠感は常にあるので、つい休みたくなる。だから「自分は怠けているだけではないか」「うつ病という病気に逃げ込んでいるのではないか」と自分を責める。

不定愁訴《ふていしゅうそ》という言葉があるが、まさにそういう状態である。


あなたの大切な人が何年もそういう状態に苦しんでいるのであれば、この軽症うつの長期化状態だと思っていいかもしれない。


軽症うつは、精神的ストレスが原因になっていることが多い。「大うつ病」になったときは抗うつ薬も非常に効くのだが、「軽いうつが長引く」程度だとなかなか効かない。もちろん抗うつ薬や抗不安薬で気持ちはラクになるのだが、それだけでは完治しないのだ。

抗うつ薬や抗不安薬は「うつ状態」を軽減してくれるが、ストレスやコンプレックスそのものをなくしてくれるわけではない。まして、ストレスを感じやすい性格を薬が一気に変えてくれることなど、できるわけがない。

さらに、抗うつ薬や抗不安薬を向精神薬というが、実際に飲んでいる者の実感では、それなりの副作用はある。医者は、習慣性はありませんよ、と言う。しかし厳密な意味での習慣性はないかもしれないが、薬が切れたときの不安感などは、確実にある。

そこで薬に頼らず、性格や考え方を変えていく療法も取り入れられる。「認知療法」というものだ（57ページ）。しかしこれはかなり根気のいる作業である。

前著『「うつ」は、ゆっくり治せばいい！』で、焦らずにうつと付き合うぐらいのつもりで長期戦でうつを克服しようと書いたのも、そのためである。


軽症うつは、軽症だからこそ長引くのではないかと私は思っている。軽症だから完全な休養もとれない。完全な休養をとって考え方や性格を変えていけば、うつに強い精神になっていくだろうが、軽症だからそれもできない。

一方で、うつの原因になっている、たとえば友人や職場での軋轢や家庭内の不和などは、薬では治らない。結局、うつ状態を長い間引きずり、そこへ薬の副作用なども加わり、長期化するのではないだろうか。


私は薬を否定はしない。とにかく現在のつらい状態を軽くしたい人には、ある程度の投薬もやむを得ないし、必要悪だと思う。しかし薬だけでは、長引いているうつは治らない。抗うつ薬や抗不安薬、睡眠薬と同時に、ストレスに対する抵抗力を強くするための生活習慣改善、考え方の改善を行なっていかなければならないと思うのである。

♪「軽症うつ」の判断基準とは?

① 抑うつ感はあるが、まったく何もできないほどではない。

② うつ病の症状がすべて出ないことが多い。

③ 気力や集中力は落ちているが、日常生活や仕事は何とかできる。

④ 朝は元気がないが、午後からは普通の状態になる。

⑤ 食欲や性欲が極端に落ちることは少ない。

⑥ 自殺願望は比較的、小さい。

⑦ 身体症状(頭痛や肩こりなど)や神経症(重病ではないか、という漠然とした不安)傾向のほうが強くめだつ。

⑧ エネルギーは低下しているが、人との付き合いなどは無理をすればできる。

etc.

2 「うつ病」と適応障害の境界線は？

「うつ」は本当に〝心の風邪〟なのか？

ところで、よく、「うつは心の風邪だ」といわれる。要するに、誰でもかかり得る病気だということだが、この言葉が一人歩きして、「うつは風邪のような気楽な病気だ。誰でもなるけどすぐ治る」といった風潮になっていると思う。

だから私は、「プチうつ」とか「ちょいうつ」とか「明るいうつ」といった言葉をあまり好まない。極論だが、もし初期癌を宣告されて、「プチ癌」と言うだろうか。

うつは、治療の仕方を間違うと「自殺」という死に至る病である。決して軽々しく取り扱ってはいけない。周囲も、「あの人は、ちょっとうつだねえ」などと気楽に考えていないで、もっと真剣に考えるべきだと思う。

うつは「心の風邪」ではなく、「心の肺炎」なのである。

うつは、誰でもかかるけれども、治りにくい病気である。なぜ治りにくいか――それは、病気の原因が、たとえばストレスをためやすい考え方や性格（気質）にあることが多いからだ。

もちろん、うつの原因はさまざまある。「ストレス＝うつに直結」と考えることは危険だ。ただ、現在これだけうつが増えたのは、大ざっぱに考えると、「ストレス社会」になったからだといってもいい。

先ほど述べた「気分変調障害」型のうつ病が増えているのである。

昔、ノイローゼ、神経衰弱という言葉があった。いわば気持ちの落ち込み状態である。ところがうつに対する垣根が低くなったことで、こういう気分障害の人までうつ病と診断されるようになった、という説もある。

一方で、うつ（気分の落ち込み）によく効く薬もどんどん開発された。実際、それらの〝抗うつ薬〟は非常に効果があり、いったんは元気になる。

しかし、うつの原因になっているものが環境や状況、本人の性格（たとえばストレスを普通より感じやすい）であれば、それらを変えないと完治はしない。それでも薬を飲むと不安から解放されたり不眠が治るので、薬から離れられない――いわゆる、「薬漬け」状態である。

1錠で効いていた薬が、しだいに効かなくなり2錠、3錠になる。さらに不眠症などがひどくなると睡眠薬も増える。

「適応障害」は、うつなのか？

皇太子妃の雅子さまのご容態について、宮内庁が「適応障害」と発表してから、急にこの耳慣れない言葉がひんぱんに使われるようになった。では、適応障害とは何なのだろうか。「うつ」と、どこが違うのだろうか。

人間は、自分の置かれた環境や状況の中で、できるだけスムーズに生きようとする。真面目な人ほど、周囲との調和をはかろうとする。しかし、それが自らの意思とは異なると、〈こんなはずではなかった……〉というストレスが生まれ、うまく環境に適応できない。その結果、不安感、不眠やイライラ、だるさ、つらさなどの精神的症状が出てくる。これが適応障害である。

しかし適応障害というのは、はっきりした病名ではなく、ある〝状態〟を示すといったほうがいい。ただ、適応障害によるストレスがうつを引き起こすことが非常に多いのだ。

医学的にはともかく、最近増えている軽症うつ患者のかなりの部分を、この適応障害の人が占めている、と私は思っている。正確には「うつ病」ではなく、「自分が思っていたようにならないことによる、ストレス性の気分障害」といったほうがいいかもしれない。

この場合は、環境や状況に適応できない限り治らない。

適応障害は、原因が自分の心の中、環境、状況にある。その場合、薬では治らない。静養や休養などで疲れた心を休め、一方で、自分の置かれた環境に適応できるように〝考え方〟を変えていくしかないのである。

ところが一部の精神科医は、こういう人にも抗うつ薬や睡眠薬をどんどん投与する。飲めば気持ちはラクになるが、薬が切れるとうつ状態になる——まるでドラッグである。

しかし、私は薬を悪者にするつもりはない。つらくてどうしようもないときは、薬の力を借りて気持ちをラクにして、そこからさまざまな治療を始めたほうがいい。普通の風邪でも高熱を出していたらとりあえず解熱剤を投与しないと、場合によっては命にも関わる。

初めは、抗うつ薬でとりあえず症状を軽くする。ただし、飲むからには薬に関する最低限の知識は持っておくべきだろう。

問題は、なかなか治らないときに何年も〝常備薬〟のように抗不安薬や抗うつ薬を飲むようになることなのである。

3 うつ病の治療についても知っておこう

薬物療法の効果と限界は？

現在、うつ病の治療は投薬治療中心と、認知療法中心に大きく分けられる。

うつ病は、脳内の神経伝達ホルモンであるセロトニンが欠乏することで起こることがわかってきた。セロトニンには、精神を安定させ、元気にさせる効果がある。これが欠乏すれば人間は自然と気分が落ち込むようになる。

つまりうつ病は、たしかに「精神疾患」ではあるが、一面では「脳の病気」なのである。

そこでセロトニンを分泌しやすくしてくれる薬が開発された。これがいわゆる「抗うつ薬」である。左の図が、現在主に使用されている抗うつ薬だが、最近とくに話題になり、医療現場でもよく使われるのがＳＳＲＩ系、ＳＮＲＩ系のものだ。

♪♩♩ 主な抗うつ薬の種類

	分類	一般名	市販名	標準使用量（mg/日）
第一世代	三環系	イミプラミン	トフラニール、イミドール	30～150
		デシプラミン	パートフラン	50～150
		クロミプラミン	アナフラニール	30～150
		トリミプラミン	スルモンチール	30～150
		アミトリプチリン	トリプタノール、ラントロン	30～150
		ノルトリプチリン	ノリトレン	30～150
		ロフェプラミン	アンプリット	70～150
		ドスレピン	プロチアデン	75～150
第二世代	非三環系	マプロチリン	ルジオミール	30～75
		ミアンセリン	テトラミド	30～60
		セチプチリン	テシプール	3 ～ 6
		アモキサピン*	アモキサン	30～150
		トラゾドン	レスリン、デジレル	50～150
第三世代	SSRI	フルボキサミン	デプロメール、ルボックス	20～40
		パロキセチン	パキシル	
第四世代	SNRI	ミルナシプラン	トレドミン	50～100

（*三環系に近いが、第二世代）

「うつが気になる人の本（大熊輝雄／サンマーク出版）」より

抗うつ薬の効果があらわれるのは、服用し始めて2、3週間後である。ところが副作用はすぐにあらわれるため、服用をやめてしまう人も多い。先ほど触れたSSRI、SNRIは、最初アメリカで発売されたときには魔法のように気持ちがラクになるといわれ、今や薬物療法の主流になっているが、吐き気という副作用がある。

これら抗うつ薬の他に、俗に精神安定剤といわれる「抗不安薬」も使われる（「デパス」という抗不安薬が主流）。また、うつ病は多くの場合、睡眠障害を伴うので、睡眠薬もよく投与される。

左の図が、主な抗不安薬、睡眠薬の一覧である。うつ状態が軽い場合は、まず抗不安薬で様子を見て、それから抗うつ薬、というのが普通のプロセスだろう。

なお、睡眠薬というと、昔の「睡眠薬自殺」を連想しがちだが、現在の睡眠薬は安全だし、アルコールで眠るよりはずっと体にもいい。また、どうしても抵抗のある人は、漢方の睡眠薬、精神安定剤が市販されているので、それらを試してみる方法もある。

ストレスが原因になっている場合は薬だけでは治らない

しかし、環境や状況がうつ発症の主な原因になっている人は、薬だけではなかなか治らない。いや、いったんは治るのだがそれはあくまで対症療法であって、〝元〟を断っていないから何

主な抗不安薬と睡眠薬

		一般名	市販名
抗不安薬		エチゾラム	デパス
		アルプラゾラム	ソラナックス、コンスタン
		ロフラゼプ酸エチル	メイラックス
		ブロマゼパム	レキソタン
睡眠薬	超短時間作用型	トリアゾラム	ハルシオン
		ゾピクロン	アモバン
		ゾルピデム	マイスリー
	短時間作用型	塩酸リルマザホン	リスミー
		ロルメタゼパム	ロラメット、エバミール
		ブロチゾラム	レンドルミン
	中等時間作用型	フルニトラゼパム	サイレース、ロヒプノール
		エスタゾラム	ユーロジン
		ニトラゼパム	ベンザリン、ネルボン
		クアゼパム	ドラール
	長時間作用型	塩酸フルラゼパム	ベノジール ダルメート
		ハロキサゾラム	ソメリン

うつ病に使われる主な漢方薬

名称	適応症状
黄連解毒湯《おうれんげどくとう》	焦燥感やイライラ感が強く、不眠、不安、興奮といった症状がある場合に有効。
半夏厚朴湯《はんげこうぼくとう》	精神症状に対する効果があり、とくに抑うつ気分や不安感の緩和に有効。
加味帰脾湯《かみきひとう》	心身の過労状態、不眠、イライラ感があるときなどに有効。
柴胡加竜骨牡蛎湯《さいこかりゅうこつぼれいとう》	抗うつ効果があるとされ、胸の圧迫感や不眠などをともなうケースに有効。

かのきっかけで再びうつ状態になる。

薬は人間の体にとって異物である。普段ほとんど風邪薬を飲んだことのない人は、たまに飲むと劇的に効く。少し風邪っぽいだけで薬を飲む人は、少々の風邪薬では効かなくなる。うつ病でも同じようなことがいえて、最初は1錠で効いていた薬が効かなくなる。仕方なく2錠になり3錠になり……と「薬漬け」状態になっていく。

薬物療法への批判は多い。「うつ病」とはいえないほどの軽い適応障害の人にまでSSRI、SNRIが投与される。最初は効果があるが、根っ子にあるストレスが消えていないので、しだいに効かなくなる。少量の抗不安薬とカウンセリングで治るはずのものが、抗うつ薬の副作用に苦しみ、かえってうつ状態をひどくしている、と指摘する声もある。

事実、現在多くの人がうつ病の長期化に悩んでいる。薬がないと気持ちが安定しないという状況は、どう考えても異常である。いずれは、薬を飲まなくてもいいようにしなければならないだろう。

うつ病は「脳」の病気である。しかし適応障害による軽症うつなどは、必ずしも脳の病気とはいえないのではないか。すべてがそうではないが、いわば「生き方」が下手なために起こる症状だ。そういう人に抗うつ薬を投与するのは問題だという意見も、私は納得できる。

抗うつ薬の大量投与でだるさや眠気などの副作用が起こり、しかも肝心のうつ病も完治しないのでは、意味がない。やはり最終的には、自分の置かれたどんな環境にも適応できるように、性格や考え方を変えていかなければならないのだ。

しかし、うつ病の人は考え方を変えたりすることが下手だ。生真面目なのである。

こういう人が性格や考え方を変えるのは、大変なことである。考え方を変えるのは簡単そうだから、うつ病に苦しんでいる人はたいていそうした試みをする。しかしだいたいがうまくいかず、結局は薬に頼る。

このあたりに、うつ病の厄介さがひそんでいる。

焦るからダメなのだ。ゆっくりと、時間をかけて考えを変えるようにしなければならない。簡単に考え方を変えられる人なら、もともとうつになどなっていない。

「認知療法」は誰にでもできるのか?

環境に適応できるように性格や考え方の〝癖〟を変えていこう、というのが認知療法である。これは、

「うつ病の人は、ストレスをためやすい思考法をするからであって、ものごとに対する認知の仕方がゆがんでいる。それを治していこう」

というものだ。いわば〝体質改善〟のようなもので、時間と根気がいる。

人間は同じような出来事に遭遇しても、人によって感じ方、とらえ方が違うものだ。ある人は「楽しい」と認知し、ある人は「悲しい」と認知する。うつ病の人は、ものごとを悲観的に考えることが多い。

たとえば私のうつ傾向が始まった頃は、接する人がみんな私のことを快く思っていないのではないか、とさえ感じていた。この頃、取締役に昇進したのだが、まったく嬉しくなく、責任が増えることばかり考えて落ち込んでいった。

これを「認知のゆがみ」という。うつ病特有の認知のゆがみを、カウンセリングや心理トレーニングなどで治していこうというのが、認知療法だと思えばいい。

認知療法については多くの資料や書籍がある。「うつにならない心をつくろう」といった書籍も、広義に見れば認知療法である。本書は認知療法の詳細を説明することが目的ではないので、ここでは基本的なことだけを説明しておく。

①思考の根拠を探っていく

うつになると思考がまとまらず、同じことを何度も考えたりする。こういうとき、なぜ自分はそういう考え方をするようになったのかという根拠を探っていく。

こう書くと簡単そうだが、うつになるような人は融通がきかず、考え方も意固地なところがあることが少なくない。それでも自分自身に問いかけるのは、ある種の苦痛でもある。

②結果を考える

①でどう考えても、自分の考えが正しいとしか思えないこともあるだろう。そういうときは、自分の考えが正しいと仮定すれば結果はどうなるのか、と考えてみる。冷静に見ると、大げさな結果にはならないことに気づくかもしれない。

③代わりの考えを探す

以上、2つの自問自答をした上で、「それでは別の考えはないだろうか」と考えてみる。

認知療法の書籍がたくさん出され、「自分で簡単にできる認知療法」というような本まで出るということは、薬物治療で完治していない長引く患者が多いことを意味している。

私も、認知療法は有効だと思っている。とくに軽症うつが長引いていて、薬の量ばかり増えているような人は、「心の持ち方」や「生活習慣」などを変えていかないと、「うつ状態」からの脱出はむずかしい。

もし大切な人が何年もうつ病に苦しみ、薬をサプリメントのように飲んでいるとしたら、ぜひ試してみる価値はあると思う。

しかし認知療法は、「自分の考え方には間違った〝癖〟とゆがみがある。それを矯正していこう」というものである。ある意味で自分を否定し、うつ病を軽くするための思考法を刷り込むことだ。

これは、うつの人にとっては大きな苦痛になる。それに、そもそも自分の考えが間違っている、ゆがんでいると言われて気持ちがラクになるわけがない。

「今、苦しんでいる人」に認知療法は向かない

だから私は、認知療法は「今、苦しんでいる人」には向かないと思っている。とりあえず症状を軽くしなければならないときに、「考え方を変えていこう」とのんびりやっていたのでは、かえって悪化することもある。

自分で自分の考え方がコントロールできるぐらいなら、最初からうつ病にはなっていないだろう。よく、「自分でできる認知療法」といった雑誌記事などがあるが、きちんとしたカウンセラーと一緒にやらないと逆に危険でもある。

「いろいろ試したけれど良くならない。自分はやっぱりダメだ」

という方向に行ってしまうからだ。

だから認知療法は、ある程度自分を客観視できるようになってから試みる療法だと、私は思

う。また、うつ病とはいえないほど軽いうつ病の初期や適応障害の人にはいいが、現在つらくて悩んでいる人にとっては、苦痛になることがある。

薬物療法にしても認知療法にしても、医師やカウンセラーが手品のように心を軽くしてくれるものではない。患者と治療者が一緒に考え、症状を軽くする薬を探したり、考え方のゆがみを治していくものだ。

早く治そうと焦ってはならない。うつはつらい。だから1日でも早く……と思う気持ちもよくわかる。しかし、ある意味でうつと同居するぐらいの開き直りを持ち、徐々に薬を減らしたり、考え方を変えたりするのが、うつ治療の基本だと思う。

先に触れた認知療法も「よい習慣を身につける」ぐらいの軽い気持ちで生活改善に取り組めば、負担になることもないはずだ。「何が何でも自分のゆがんだ考え方を変えるのだ」と力んでしまっては、治るものも治らない。

4 「早く治したい」と思ってはいけない

軽症でもあなどれない

40ページのチェック項目の確認になるが、あなたの大切な人は、次のような状態になっていないだろうか。

①2週間以上、気分が落ち込んだままのようだ
②好きだった趣味にも興味を示さず、何をやっても面白くないようだ
③とくに身体的な病気もないのに「だるい」「疲れた」と、よく口にする
④集中力や注意力がなくなり、ちょっとした判断にも迷ったりする
⑤いろいろなことに対する〝やる気〟が極端になくなっているようだ
⑥自分はダメだ、価値がない、などと思っているようだ

⑦身だしなみに気をつかわなくなった
⑧「死にたい」などと口にする
⑨寝付きが悪かったり、悪い夢を見たり、ダラダラと眠り続けたりする
⑩食欲不振または過食があったり、急激な体重減少・増加がある

このうち、3つ以上に当てはまるようなら、うつ状態になっている可能性がある。とくに①や⑧の状態が見られるようなら、単なる落ち込みではなく、「うつ病」の可能性がある。

また、多くの場合うつ病は「日内変動」といって、1日の中で気分が変動する。普通は朝が憂うつで、夕方になると元気が出る。朝が苦手になってきたり、朝の約束をドタキャンされることが多くなったら、注意信号かもしれない。

重症になるとほとんどの項目にチェックがつくのだが、軽症うつの場合、3つか4つで、しかも仕事や家事も何とかこなせる。だから自分でも、「私は怠け癖がついたのだろうか」などと思ったりする。周囲も、「ちょっとストレスがたまっているようだ」ぐらいにしか思わない。ここが軽症うつの厄介なのである。

軽症うつが長引くのはなぜだろうか?

あなたの大切な人が、1年も2年もこういう状態なら、軽症うつだと思っていい。ただ、も

しかしたら、うつ病ではなく適応障害かもしれない。

いずれにせよ、大きなパニックを起こしたり自殺未遂をする「大うつ」ではないから、つらいけれど仕事も家事もできる。だから本格的な治療ができず、長引かせてしまう。

私は軽症うつ状態が何年も続いている。良くなったり悪くなったりの繰り返しである。しかし、仕事ができないわけではない。こういう人は、けっこう多いと思う。

正直、つらい。軽症とはいえ、うつ病であることに変わりはない。ひどく落ち込んで何もできないことも、年に何度かある。


最近は抗うつ薬も抗不安薬も、よく効くものが多い。しかしもし、性格や、ストレスや何らかのコンプレックスなどが主な原因でうつ状態になっているとしたら、薬はあまり効かない。症状は軽くはなるが、根本的な原因がなくなったわけではないからだ。

軽症うつが長引くのは、ある意味で軽症であるためだと私は思っている。薬で症状が軽減するため、根本的な原因をなくさないまま、完全に治りきらない状態で日常生活を送ってしまうのだ。

もちろん、どの状態を「治った」とするのか、なかなか判断がむずかしい。ストレスに対する抵抗力が弱い人は、他の人なら何でもないことを深刻に考え、「うつ状態」につながっていく。こういう人は、それこそ性格を一変させないと、うつ症状と縁が切れないからだ。

性格を変えることが「治った」ということだとすれば、世の中の「マイナス思考」の人は、みんなうつ病持ちということになる。しかし実際には、落ち込みやすい人も元気な人もいる。だから私は、軽症うつの場合、無理に焦って治そうとせず、うつと付き合うぐらいの開き直った気持ちを持つことも大事だと思っている。

「そんなに気軽に言うな。さっさと治ったほうがいいじゃないか」

と反論されるかもしれないが、焦って「何とかして治そう」と思うと、気持ちは迷路にはまり込む。うつ病は簡単には治らない、と思ったほうが気持ちもラクになるのだ。

まず休ませるのが、あなたの役目である

あなたの大切な人は、うつ病で苦しんでいる。つらく、焦り、イライラし、自分を責めることもあるだろう。うつ病になると、とにかくだるいので、外出することも少なくなる。1日中ベッドの中でゴロゴロしていることさえある。

しかし彼（彼女）は、自分はそれでいい、とは思ってないはずだ。何とか脱出しようと焦っている。だから、あなたまで焦ってはならない。もし彼（彼女）が、自分はどうせこれでいいんだ——と本当に思っているなら、それはうつ病ではないだろう。

うつ病の人と付き合うのはつらいが、それでもあなたがその人を大切に思うのであれば、さ

まざまなサポートをしなければならない。まずすることは、「休ませる」ことである。

52ページで、うつ病の主な治療は投薬と認知療法に分けられると書いた。しかし、最も大切なことは「休養」である。投薬治療にせよ認知療法にせよ、まず休養ありき、なのだ。

だがサラリーマンの場合、そう簡単には休めない。とくに管理職など責任ある立場にでもなっていれば、自分の責任の重さを考えると簡単には休暇届を出せないものだ。

けれども長い人生を考えると、ここで無理をして悪化させるより、何も考えずにスパッと休んでしまうほうがいい。ある程度の組織になると、〝代わり〟はいくらでもいるものだ。

うつ病になるような人は責任感も強いしプライドも高い。だから、自分がいないと部署がうまく運営できないのではないかと思いがちだし、そう思いたい。また、逆にナーバスな人は、休んだら戻る場所がなくなるのではないか、とも考えてしまう。

ここで必要になるのが、周囲のアドバイスとサポートである。

しかし、中途半端な休みも良くない

たとえばサラリーマンで休みたがらなかったら、

「あなたの力は認めるけど、あなたが少しの間いなくなるぐらい、何とかなるよ」

と、じっくり説得してほしい。そしてできれば、長期間の休暇を取らせてほしい。中途半端な休暇は、あまり効果はない。リフレッシュ休暇などで数日休んでも、たいていは「少し気がラクになった」程度である。

思い切って医者に診断書を書いてもらい（「自律神経失調症」「過労」……などいろいろ病名はつくれる）、1、2カ月、できれば半年以上、休んだほうがいい。私も長期休暇を申し出たときは、当時通っていたクリニックの先生に相談して診断書を書いてもらった。

うつ病は、環境を変えることで発病したり悪化することもある。だから普通、医師は「休みなさい」とは言わない。しかし休まずに投薬治療だけで治すのは、無理がある。うつ病は脳が疲れている状態なのだから、どういう形にせよ「休養」は不可欠だと思ってほしい。

あなたの大切な人——たとえば家族が、仕事の悩みを抱えてうつ状態になっていたとしよう。もしかしたら、その人は真面目で会社を休むなんてとんでもないと思っているかもしれない。しかし、休んだほうがよくなるとあなたが判断したら、休暇を勧めよう。

「何もしない」時間を過ごそう

そして、休暇中は何もさせないこと。休暇を利用して何かをしようとするのではなく、ただひたすらぼんやり、のんびり時間を過ごすのである。

1日中寝ていて、夕方散歩する……という生活でもいい。思い切ってぐうたらになってみることだ。それが無理なら、自宅に仕事を持ち帰らない、残業はしない、週末は必ず休む——の3点を守らせてほしい。

うつ病は、心と脳が疲れている状態だ。そんなときに無理な仕事をしたり、面倒な人間関係に関わったりすると、ますます疲れていく。最近はうつに対する理解も深まっているから、「少しストレスがたまっているから、休むよ」と言っても、周囲の反発も小さいはずだ。

しかし、周囲の事情でどうしても休めない人も多い。自分はうつである、とカミングアウトせずに、こっそりクリニックに通い、向精神薬を飲むことで何とか頑張ってる人も少なくないだろう。どうにか長期休暇を取れたとしても、おそらく周囲はこう思う。

「しっかり休んだんだから、出社してきたらガンガンやってくれよ」

だが、たとえば上司や部下との軋轢や家庭内の事情が解消されていなかったとしたら、休暇が終わったら再びストレスにさらされる。「ガンガンやってくれよ」という過度の期待もプレッシャーになるだろう。

結局、うつは簡単には完治しないのである。

だがここで焦らないでほしい。仮に完治しなくとも、抗うつ薬や抗不安薬で気分はラクになるはずだ。そうすれば仕事や家事を続けながら治していける。

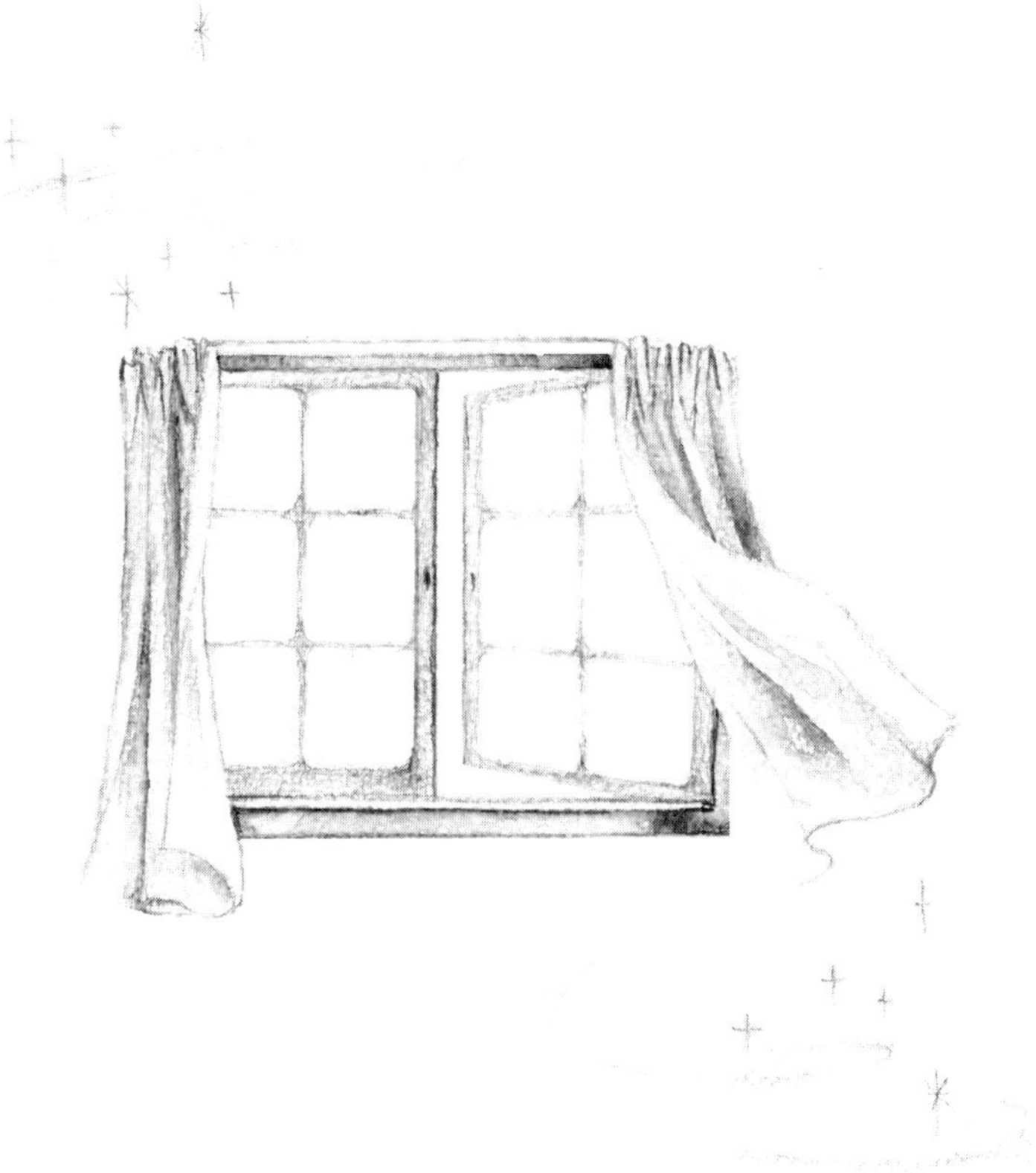

私はこれらの薬の副作用はよくわかっている。しかし、「薬でうつは治らない」と言い切ることもできない。うつ病の治療には、薬も必要なのである。

ゆっくり焦らずに、なるべく薬の量を増やさずに、しかし長期戦で臨むぐらいの気持ちで対処してほしい。飲んでも全然よくならない、と焦るより、これ以上重症にならないで済んでいる、と思えばいい。

重症になってからでは遅いのである。仕事を休めば収入も減るかもしれないが、治ればまた元気に働ける。

もちろんビジネス社会はシビアなので、一概に「休みなさい」と言い切ることもできない。休みたくても休めない事情を抱えている人も、かなりの数になると思う。だが、少なくとも「休もうという意識」は持ってほしい。

［第2章］夫、妻、恋人が「うつ」になったら

パートナーが「うつ」になったら、
原因は自分にあるのかと思うかもしれない。
しかしパートナーはあなたに救いを求めているのだと考えよう。

1 パートナーがうつになったら、どうするか？

まず、「つらい」かどうかを聞いてみよう

あなたの恋人、夫、妻——つまり「パートナー」が突然うつになったり、あるいは何年もうつに苦しんでいるとしよう。

うつになると、集中力もなくなり、映画を観たり本を読んだりするなどとんでもない。ひたすら蒲団をかぶって寝ていたい。座っているのさえ苦痛なのである。

また、今日は何とか元気でも明日はわからない。明日になってみて絶不調ということもあるので、「明日の約束」など入れられない。入れたらそれがプレッシャーになる。

うつ病になったときの症状については、第1章でも説明した。うつ病は「脳」の病であり、ある部分では「心」の病だから、抑うつ感などの症状が先に出てきそうだが、身体的症状が出

てくることもあるので、注意が必要だ。

①朝、とにかく体がだるくて起きられない。重く苦しい夢ばかり見るので、夜中に何度も目を覚ましたりするから、起きたときにも熟睡感がない。

②食欲がなくなる。とくに朝食はまったく食べようとしない。好物だった料理にも興味を示さなくなり、「食べたいものある？」と聞いても、「別にない」といった答えが返ってくる。

③胃腸の具合が悪くなり、たとえば胃痛、便秘、下痢などが多くなる。また、便秘と下痢を繰り返すようになることもある。

④めまい、耳鳴り、立ちくらみなどが頻繁に起こるようになる。

⑤風邪を引きやすくなったり、怪我が治りにくくなる。これはうつになることで人間としてのエネルギーが低下し、免疫力が落ちているからだともいわれる。

さらに、肩こり、頭痛、背中の痛みなど、さまざまな症状があらわれるが、基本的には「慢性的な倦怠感」である。もちろん肝臓病などでも倦怠感は起こる。しかしその場合は、１日中だるい。うつ病の場合、朝はだるくて夕方になると元気になったりするのである。

いずれにせよ、最初にこうした身体的症状があらわれることが意外と多い。これらの症状が何週間も続いているようなら、実はそのときすでに軽症うつになっていると思っていいかもし

れない。ところが、耐えられないほどの症状ではないため、

「最近ちょっと飲み過ぎかな」

「仕事が忙しいしなあ」

といった程度ですませてしまう。そうしているうち、うつ病は深刻になっていくのである。

あなたのパートナーにこういった症状が見られたら、まず「つらいかどうか」を聞いてみよう。おっくうな気持ちや倦怠感があっても、「でも頑張るぞ」と前向きに思えているか、それとも、倦怠感を必要以上に感じて、とにかく何もしたくないほどつらいかどうか——ここが分岐点である。

このつらさが2週間、3週間と続くようなら、うつ病になっていると思っていい。もちろん、「頑張るぞ」と思えていても、うつ病が進行していて、ある日突然、ガクンと発症することもあるので（とくに内因性の場合）、一概には言い切れないが、ひとつの目安として覚えておいていいと思う。

あまり気を遣いすぎてもいけない

うつ病になると、ほとんどの人がだるさを感じる。このワケのわからない倦怠感は何だ、と悶々とする。そして「何とかしなければ……」と焦る。

再三繰り返すが、そういう人に「くよくよせずに頑張れ」などと言ってはいけない。まして、「だらしない」とか「しっかりしろ」などと怒るのは、絶対にダメだ。誰かが「後ろから鉄砲で撃たれるようなものだ」と表現していたが、まさにその通りだと思う。

しかし、「頑張れ」という単語を使わなければいいのかというと、そうでもない。文脈的にしっかり励ましていたら同じことである。かといってあまり気を遣いすぎて腫れ物に触るように接するのも、ややまずい。

かえって、気軽に、「ま、頑張れないかもしれないけど、しっかりな」と言われたほうがずっと気持ちはラクなときもある。

うつ病になると、対人関係などに鋭敏になっている。だから自分が「気を遣われている」ということがわかるとかえって落ち込んでしまうこともあるのだ。

こう考えると、周囲は、それこそどうしていいかわからないかもしれない。実際、うつ病にもいろいろなタイプがあり、うつ病になる人にもそれぞれ違う性格がある。かまってほしくないと思っている人もいれば、優しくしてほしいと思っている人もいる。

ただひとつだけはっきりしていることは、できる限り相手の気持ちになり、よく話を聞いてあげることだ。

「ふーん、そうなんだ……」

だけでもいい。そして諭《さと》したり励ましたりせず、できればそっとしておいて、遠くから見守っているのがベストだろう。

温かい無関心、といってもいいかもしれない。しかし実はこれは、とてもむずかしい。私自身、どういう接し方をされたときが心地よかったか、はっきりとは言い切れない。ただ、完全に無関心になっていると感じると、これもかなりつらい。

「あなたのことを気にかけているのですよ」

ということを、言葉ではなく雰囲気で示す――と言えばいいだろうか。

真剣に大切な人のことを心配していれば、右の耳から左の耳へ、といった聞き方はできないはずだ。要するに、あなたが相手のことをどれだけ大切に思っているかが重要なのである。

とにかく最初は休養させる！

うつ病になると、なぜこんなにつらいんだともがき、苦しむ。うつ病になるのは、もともと生真面目な人が多いから、「何とかなるさ」と思えず、苦しさはどんどん大きくなる。あるいは、会社などで責任の重い立場にある人は、

「自分がいないと仕事がうまくいかないのでは……」

と思い込んで、つらいのに無理をする。

また、長期休暇などを取ると会社に居場所がなくなるのではないか、と不安に思う人もいる。うつ病はもともとネガティブな考え方をする人がなりやすいのだが、うつ病になることでますますネガティブになってしまうのである。


パートナーが休もうとしなかったら、何とかして休ませる工夫をしよう。症状にもよるが、軽い場合は土日はきちんと休ませて残業もさせない。

「今あなたは疲れているんだから、休まないといけないよ」

そういう言い方でいいだろう。症状が重い場合は、1カ月、2カ月の休暇を取らせたいところだ。ただこの場合は、医者の診断書などが必要になる。


精神科に行って、「どうしても、つらくて休みたいんです」と言うと、「自律神経失調症」「過労」などの無難な診断書を書いてくれるが、先々のことを考えれば、「うつ病です」とはっきり会社に伝えたほうがいいと私は思っている。ほかの身体的病気に比べればまだ認知度も低く、偏見もあるが、それでもここ数年で企業のメンタルケアも向上してきた。

「うつ病なので半年間、休みます。よろしくお願いします」

と、はっきり告げたほうがいい場合も多くなっているのだ。

もちろん、うつ病に対して無理解な会社もあり、休職させる余裕もない中小企業もある。その場合は自分の症状や年齢、状況と相談して、思い切って退職、回復したら再就職——という考え方でもいい。人生は長いのだ。

なおサラリーマンの場合は、休んでもある程度の給与保証があるが、自営業などになると休むと収入は激減する。しかし、うつ病はきちんと休んでしっかり治療すれば、数カ月でかなり軽くなる。仕事を再開するのはそれからでもいいし、休んでいる間のピンチヒッターは必ずどこかにいるものである。

何もさせずに休ませればいいのか？

うつ病の最大の薬は「休養」である。とくにうつ病になったばかりの頃は、何もさせずに休ませてほしい。気分転換に旅行に誘うのも、実は良くない。

私は最初のうつのとき、気晴らしに一人旅に出かけた。たしかに気持ちは休まるのだが、旅行をしている他の人があまりに楽しそうに見えて、かえって落ち込んでしまった。

近所を散歩するぐらいはいいが、電車を乗り継いでの旅行は気が重いのだ。その微妙な心を察してあげてほしい。ただダラダラと休めばいいのである。

もっとも、1日中家から出ずに外の空気も吸わず、軽い運動もしないのでは、「体」のほうが悪くなる。気分が良くなる夕方でもいいから、さりげなく散歩に誘うなどしてみよう。

また、生活にはある程度のメリハリが必要だ。24時間ベッドの中というのでは、かえってうつが悪化する。

私は、むしろ結婚してからのほうが、うつが重くなることが多くなった。独身時代は餓死するわけにはいかないから、食事にも出かける。電球が切れたら交換も必要だ。

こういう「行動」をすることで、意外とうつは軽くなる。一種の「作業療法」といったところだろうか。

しかし結婚したら妻に預けっぱなしになってしまい、1日中寝ていても支障はない。これでは治るのも遅くなる。

パートナーがうつになったら、相手の負担にならない程度に何か作業を頼んでみよう。郵便物を出してもらいに行くだけでもいいし、食事の手伝いを頼んでもいい。

休養は必要だが、1日中眠りこけているような生活が続くと、うつはなかなか回復しない。

ただ、発症したばかりの頃、あるいは非常に重い症状になっているときは、思い切って数日間ぐうたらしてから行動したほうがいい場合もある。

2　原因はどこにあるかを探してみる

「原因」は、あなたかパートナーか？

これは何もパートナーに限らないのだが、家族の誰かがうつ病になったら、家族はまず、「原因は自分にあるのではないか」と考える。たとえば夫がうつ病になったら、舅、姑から責められることもあるかもしれない。その逆のパターンもあるだろう。

大切な人がうつ病になったら、人間関係は非常に危ういものになる。これまでとは比べものにならないほどケンカが増えたり、スキンシップも減っていく。あなたは疲労困憊《こんぱい》するだろう。自分に責任があるのか、それともうつ病になったからそういう状態になったのか……どちらが先か思い悩むに違いない。

そういうところに、「あなたのせいで……」と言われたら、患者本人以上につらい。

うつ病が原因で関係が悪くなったのか、関係が悪くなったからうつ病になったのか——実はこれは非常に判断がむずかしい。夫婦のことは夫婦にしかわからない、といわれるように、一概にどちらとも判断できないのである。

たとえば私たちの場合、妻との関係が癒しにもなり、同時にストレスの発生源になっていた時期があった。結婚したばかりの頃だ。プロローグでも触れたように、一人暮らしの長かった私は、同居人がいるだけでリズムを崩してしまった。

しかし、そうやって落ち込んでいた私を支えてくれたのもまた、妻なのである。

まず二人で、じっくり話し合ってみる

うつ病は、人間関係のストレスがきっかけで起こることが少なくない。夫や妻、恋人との不和や微妙な価値観のズレを、この際だから「総ざらい」してみよう。そして、相手のことを大嫌いだと思っているのでなければ、時間をかけて話し合ってみるとよい。

あなたとパートナーの間には、うつ病によるいくつかの〝溝〟があるはずだ。

ただし、大嫌いで顔も見たくない、それがストレスになっているとすれば、それはうつ解決をどうこうという問題ではなく、別れるかどうかという問題でもある。

パートナーがストレスの発生源になっていて、それに耐えられないとすれば、パートナーであることをやめたほうが、うつ解決になることもある。「別れる」という選択肢も、うつ回復のためには視野に入れるべきかもしれない。

しかし、耐えられる程度のものであれば、解決のために話し合いを持つべきだろう。パートナーのうつが治るのをフォローできるのは、あなただけかもしれないのだ。

たとえば、彼（彼女）が最近急にイライラするようになり、あなたは疲れていないだろうか。

彼（彼女）と一緒に過ごす時間が減ってはいないだろうか。

彼（彼女）とのセックスも減り、あなたは不満に思っていないだろうか。

——このような問題は、単独で起こるわけではない。たとえば相手がイライラと怒りっぽくなっていれば、一緒にいる時間も減り、セックスもなくなる。

私たちの場合、50歳で結婚したせいか、お互いの価値観が固まっており、趣味も異なっていた。しかし私がうつではないときは、その差は気にならないし、価値観の違いによる摩擦が起きそうだったらじっくり話し合う、というルールのようなものがあった。

しかし、いったん私のうつが重くなると、小さな価値観の違いがことさらに大きく感じられ、そのことがさらに気持ちを落ち込ませていく。コミュニケーション・ギャップも生まれやすくなる。そしてそのことが、さらにうつを重くする。

二人の間にコミュニケーション・ギャップは、ないだろうか？

コミュニケーション・ギャップとは、要するに二人の間に〝溝〟ができることである。小さな溝でも、それまでは言葉にしなくてもわかり合えていたことが通じなくなる。それだけで、人間はストレスを抱えるようになる。

ちょっとした食い違いが、感情的な〝怒り〟や〝不満〟につながることもあるだろう。

私たちはこのようなとき、気が重くても「なぜそうなったか」を話し合うようにしている。話し合っているうちにケンカになることもあるのだが、たいていは修正できるものだ。であるなら、互いの考え方などのギャップを埋めるようにする。

相手がうつになる前からギャップを感じ、それがストレスになっているとすれば、そのカップルは「うまくいってない」ということだ。けれども、うつになってからギャップが生じるようになったのなら、原因は「うつ」にあると考えたほうがいい。

あなたのせいで、パートナーがうつになったわけではないのである。

あなたは、パートナーと一緒にいることを望んでいる。相手も同じである――だとすれば軽率に別れたりせず、あなたに何ができるかを考えてみよう。

3 どうやって「二人の間の問題」を解決するか？

最初に、相手を無条件に支持する

あなたのせいで彼（彼女）がうつになったわけではないのなら、あなたに何ができるだろうか。最初に気をつけることは、

「治してあげよう」

と思わないことだ。あなたはサポートはできるが、治すことはできない。治すのは治療者（医者、カウンセラーなど）であり、患者本人の気持ちの問題である。患者が「治りたい」と思っていなければ、決して治らない。

うつになると、周りが見えなくなっている。あるいは、周りを気にしすぎて、それがプレッシャーになっている。彼（彼女）がそういう状態であれば、あなたは焦るだろう。何とかでき

ないかと考えるだろう。

しかしここで焦ってはいけない。まずあなたがすべきことは、相手のすべてを無条件に支持することだ。

「今の状態でいいんだよ」

と、認めてあげるのである。

そして相手の話をじっくり聞いて、それを絶対に否定しないことである。いろいろな話をしているとと反論したくなったり拒否したくなったりするかもしれないが、ここで議論をしても良い結果にはつながらない。


うつになると、さまざまな葛藤が心の中に渦巻く。自分はこれでいいのか、なんてダメなんだ、どうすればいいのか、周囲は自分のことをどう思っているのか……。そうして気持ちは沈み込み、元気がなくなる。

そして何よりも、「何とかしなければ」と焦る。このとき周囲から、

「焦らなくていいんだよ。今は人生の夏休みみたいなものだから、のんびり休めばいい。それに今のあなたは疲れているだけで、おかしくなっているわけではないんだから、休養を取れば必ず治るんだよ」

と言われたら、どんなに心がラクになるだろう。

自分が感じていることを伝える

けれども、あなたもつらい。受け止めるといっても、相手のマイナスのエネルギーを受け入れるのは、簡単なことではないからだ。

それに、受け止めているつもりでも相手にはそれが伝わらないこともある。まさにケースバイケースで、一概には言い切れないのである。

彼（彼女）がうつになると、こちらの悩みやつらさを伝えてはいけないと思いがちだ。たしかに、「オレだって苦しいんだ！」などと怒鳴ってはいけないが、〝問題〟は二人で解決しなければならない。どうすればいいか、という会話は必要になってくる。

相手のうつ状態を責めたり、なじったりしてはいけないが、自分も悩んでいるということは素直に伝えたほうがいいと、私は思っている。うつになると、相手がどう考えているか疑心暗鬼になるから、親しい関係の場合は、こちらの気持ちを伝えたほうが相手も気はラクになる。

ただしそのとき、相手の気持ちになろうと努力すること。

そうすればきつい言葉も出てこなくなるはずだ。

「私だってつらいんだよ！」ではなく、

「ねえ、私もつらいんだけど……一緒に考えない？」という言い方をしてみよう。案外そんなところから突破口が開けるかもしれない。

じっくりと、聞き役に徹する

「一緒に考えよう」

と言っても、うつになるときちんとした思考力もなくなっているから、「放っておいてくれ」と言われるかもしれない。そのときは無理をしないで、いったん会話を中止しよう。そして何日かたったら、

「どんなふうに、何がつらいのか、どうしてだるいのか、話してくれないかな?」

と言ってみよう。

「頭をゴムバンドで締められているみたいだ」

「理由なんかわからない。とにかくつらいし、だるい」

――こんなふうに言葉にすることで、うつの人も気持ちが整理できる。あなたはその言葉にうなずくだけでいい。相手はそれだけで、「味方がいる」という気持ちになるはずだ。

聞き役に徹することで、彼(彼女)は、自分から悩みやつらさを伝えようという気持ちになるかもしれない。そうなれば一歩前進である。

あなたとしては、もっといろいろ聞きたいかもしれない。しかしうつになると、「このつら

い気持ちは誰にもわからない」と思っているから、あまり問いつめるのもマイナスになる。

近所に散歩に誘うのもいいだろう。しかし、うつになると外出したがらない。そのエネルギーがなくなっているのだ。あなたはそこで、どうすればいいか悩むかもしれない。しかし、無理に誘うことはやめよう。

うつになる人は、律儀でものごとをきちんと考え、ある意味で融通がきかない。

「まあ、何とかなるよ」

というタイプは、うつにはなりにくいものだ。だからもし彼（彼女）が、あなたの誘いに応じないで外出したがらない場合、それはあなたと一緒にいたくないということではなく、行きたくてもその元気がない、ということなのである。

そして、彼（彼女）はそういう自分を責めている。

また、イライラして、親しいあなたに当たることもあるだろう。しかしそれはあなたを嫌っているわけではなく、うつ病がそうさせたのである。あなたは自分を責める必要はない。

怒らない、代わってあげる、ほめる

うつ病の「日内変動」については63ページでも触れた。すべての人がそうだとは限らないが、多くは朝がダメで、午後から夜にかけて調子が良くなる。

私は、サラリーマンではないので、憂うつな朝はゆっくり寝て、午後から活動を始める。しかしサラリーマンは、そういうわけにはいかない。つらくてどうしようもないのに何とか出社し、ぼんやりと午前中を過ごし、夕方からかろうじて普通に仕事ができるようになる。夕方だけ見ていると、この人が本当にうつ病なのか、と疑うぐらいだ。

だからどうしても、会社の中では誤解が生まれやすくなるのである。遅刻ばかりしている人間が、夕方になると元気に仕事をするのだから、周囲もなかなか理解できないだろう。

だからせめて家族だけでも、さぼっているのではないのだ、と理解してあげないと、患者は救われない。夫や妻が、会社に行きたがらなかったりしたら、

「しっかりしなさい。早く行かないと遅刻するよ。ほら、起きて起きて！」

などと言ってはいけない。

もちろん普段ならそう言うのも当然だが、それによって深く落ち込んだり、よけいに憂うつになるようであれば、うつ病になっている（なりかけている）と思ったほうがいい。そういうときに夫や妻から、気軽に励まされると、本当につらいのである。

本人は憂うつになんかなりたくない。だけどそれができない。これは理屈ではなく、まず最初に憂うつな気分が理由もなく出てくるのである。

もうひとつ、うつ病になると思考力や集中力、判断力が低下する。周囲から見れば気力をな

くしているように見えるから（実際、なくしている）、そういうときに重要な問題について相談することは、決して好ましいとはいえない。

私はうつがひどいとき、

「今夜の食事は何にする？」

と聞かれるだけで気が重くなる。判断しなければならないからだ。しかしたとえば、

「今夜は湯豆腐にしよう」

「あなたは何も考えなくていいから、任せておいて」

というふうに言われると、肩の荷を降ろしたようになる。

こう書くと、「うつ病というのは何とわがままな病気だ」と思われるかもしれない。そう、たしかにある意味でうつ病は、人間をわがままな気持ちにさせる病気でもある。しかし誰だって心がつらいときは、誰かに判断や雑事を代わってほしくなるだろう。

あなたがもし、つらくて悩んでいるとき、怒られたり励まされたり問いつめられると、気が重くなると思う。だからパートナーがうつで苦しんでいるときには、あなたもつらいだろうが、相手に代わって判断するぐらいの気持ちになってほしい。

パートナーはイライラして、言い争いになるかもしれないが、彼（彼女）は、わざとそうしているわけではないのである。

そして、何かいいことがあれば大げさなぐらいにほめてあげよう。

スキンシップを心がける

うつ病になると、たいていはセックスに対する興味もなくなる。それだけでなく、男性の場合インポテンツになることもある。しかし、セックスレスが2カ月、3カ月と続くと、仮にそこでうつが治りかけたとしても、結局そのままずっとセックスレスになりかねない。

夫婦やカップルにとって、セックスはコミュニケーションである。性生活に問題があると、ほかにも問題が波及していく。こうしてカップルは、うつのために壊れていくのである。

それを防ぐためにも、ベッドでは深刻ではない話をしたり、眠れないときに足などを揉んであげたり、添い寝をしたり、あるいは一緒に風呂に入るように誘ってみる。昼間、何か楽しいことがあれば、握手やハグをするだけでもいい。

無理なら、セックスをする必要はない。スキンシップだけでいいのだ。

うつ病になると、殻に閉じこもる一方で、心はひどく萎えているから、友人などとのたわいない触れ合いが欲しくなったりする。同じようにパートナーとの何げないスキンシップも、一見たいした意味はないようだが、意外と症状を軽くさせるものである。

4 どうしても耐えられなかったら別れるべきか？

イザとなったら別れることも考えていいが……

このような努力をしてみても、どうしても耐えられなかったらどうすべきだろう。

そのときは、思い切って別れるのも、やむを得ないと思う。夫婦といっても他人である。相手の人生より自分の人生のほうが大切だと思うことは、決して悪くはない。

しかしこれは、最後の手段である。

離婚するということは、うつ病に負けたことになる。これでは、大切な人を助けたことにはならない。「もうダメだ、別れよう」と思ったら、10回でも20回でも「なぜ自分たちは一緒にいるのか」を自分に問いかけてほしい。

相手が比較的気分のいい時間帯に、二人でとことん話し合ってもいいだろう。そのとき相手をなじったり責めたりしてはいけないが、「なぜうつになったのか、今、起こっているさまざまな問題はうつが原因なのか」を冷静に話し合うのだ。

うつになると判断力に欠けてくるが、たとえば夜は比較的大丈夫である。そういうとき、あなたが冷静に対処すれば、道は開けてくる。

私たちにもそういう時期が何度かあった。そして何度も朝まで話し合った。「離婚の危機」は、どの夫婦にも訪れるだろうが、私たちの場合、「うつ」が原因で問題をややこしくしていたのである。

夫婦の価値観の違いなど、どこにでもある。それを擦り合わせていくのが夫婦である。しかし、うつになるとイライラして怒りっぽくなったり、逆に何も言わずふさぎ込んだりする。そしてパートナーは自分が何もできないことに無力感を覚え、価値観の擦り合わせどころではなくなってくる。

こういうときは、いったん冷静になって、原因はうつにあるのだということを再確認しよう。そしてもう一度、84ページから91ページまでの問題解決法を試してみてほしい。

あまり相手に遠慮しすぎてはいけない

大切な人がうつになったら、あなたは何とかしなければと思う。しかし相手は、あなたのサポートを拒絶することが多い。相手はあなたに気を遣っているのだ。気を遣う人はうつになりやすいが、うつになると、この傾向が強くなる。

それでもあなたは、相手に話しかけるべきだろう。批判するのではなく、「自分はどうすればいいのかわからないけど、あなたは私にどうしてほしい？　一緒に考えることがお互いのためになると思う。私はあなたの心の支えになりたいから」

というような言い方だ。

あなたがとてもつらいなら、それを口に出してもいいだろう。そして、「あなたは今、うつだけど、あなたがいることで私の助けにもなる」

というように、ある意味での援助を求めてみよう。うつになると、自分は役立たずだと思うようになるが、自分が妻（夫）を助けているのだと思うと、その気持ちがプラスのエネルギーに変わる。

「相手の気持ちになる」ということ

似たもの夫婦と言うが、夫婦やカップルは案外正反対だったりする。ここで夫婦のあり方を書いても意味はないかもしれないが、仲良くやっていく秘訣は、「相手の気持ちになる」ことである。

私の知人には、うつ病になった人が何人かいるが、そのうちの一人（男性）は私から見ても奥さんと性格が正反対である。彼はものごとを深刻に考えるタイプだが、奥さんは嫌なことがあっても早く忘れることができる。

その彼が、「うつ」になった。朝になっても起きてこない。夕方、彼女がパート先から帰ると、彼は薄暗い部屋で電気もつけずにじっとうずくまっている。話しかけても生返事しか帰ってこない……。

奥さんは戸惑った。とにかく、わからないのである。ものごとを前向きに考える彼女は、そんなふうに何日も落ち込んでしまう心理状態そのものが理解できない。

彼（友人）はそれがわかっているから、奥さんに相談することもできない。二人の間にコミュニケーションらしきものは、まったくなくなった。

奥さんはうつ病の本を買ってきて、いろいろと試みてはみたが、彼は「放っておいてくれ」と拒絶した。奥さんはますますわからなくなり、彼女まで落ち込むようになった。

私が二人と会ったのは、そういう時期だった。私は医者ではないので無責任なことは言えないが――と前置きした上で、奥さんに主治医に会いに行くことを勧めた。そして、マイナスのエネルギーに耐えて、とりあえず彼を無条件に支持してほしいと頼んだ。

つまり、あなたたち二人は性格が違うが、今回だけは彼に合わせてほしい、彼の気持ちになろうとしてほしいと頼んだのである。

さらに、自分がどう感じているかを彼に伝えてほしい、彼を責めるのではなく、強く出るのでもなく、正直に自分がどう考えているかを話してほしい、とも言った。そうすれば彼も少しは心を開き、サポートしてほしいのか、そっとしておいてほしいのかを話すかもしれないと思ったのである。

彼らの場合、彼があまりに気を遣い、奥さんにすべてを預けようという気持ちさえなかったのだろう。これでは、うつの人は孤立してしまう。誰かにいったん、すべてを預けてしまうぐらいの〝甘え〟があったほうが、うつは早く回復するものだ。

サポートするほうも苦しい

そのあと数カ月して友人のうつはかなり回復したのだが、結果的に二人は、彼がうつになる以前とは比べものにならないぐらい、よく話し合う夫婦になった。

主治医の指示も的確だったのだろう。

ただ、奥さんも苦しかったと思う。それでも耐えられたのは彼女の明るい性格と、ある程度の割り切りだったと思う。彼女は、「自分にできることは、ここまで」と、彼にあまり干渉しなかった。

自分まで参っては意味がない、と彼女は思ったそうだ。だから夫を無条件で支持しながら、あまり深刻に考えないようにと、自分に言い聞かせたという。そして、いつもの自分の生活パターンを崩さないようにし、自分の趣味などまで犠牲にするのではなく、自分は自分と割り切ったのである。

そうすることで、二人がうつと闘うときのエネルギーをなくさないようにしたのだ。

これは、とても大切なことである。たとえば夫のうつが長引いているような場合、奥さんが彼の母親役になっているようなケースがある。「自分がしっかりしなければいけない」と思うあまり、いつの間にか母親のようになってしまうのである。

妻がうつになったときには、夫は父親のように接してしまう。

こういった過保護は、二人が感情をぶつけ合うよりはましだが、この状態が続くと患者は依存しきってしまい、自分で治そうという気持ちがなくなる。その結果、軽症うつが長引くことも少なくない。

甘えさせ、預けさせることも必要だが、それは最初のうちだけである。長引くと患者は自立できなくなっていく。

5 休んでいる間は、どう過ごさせるか？

ダラダラしてもかまわない

では、休んでいる間（休職中）は、どう過ごせばいいだろうか。

これも先に述べたが、うつになると多くの場合、午前中がまったくダメになる。だが、せっかく休暇や休職を取ったのだから、何も無理をして早起きすることはない。

周囲の人も、「これはうつなんだから」と、好きなだけ眠らせておけばいい。

「休んでいるからといって、あまりダラダラしちゃ、ダメだよ」などとは言わないこと。また休んでいる人も、ダラダラしていることに罪悪感を感じなくてもかまわない。ただし、朝から夕方までベッドから出ないというのも良くない。体力の衰えが気力の衰えにつながり、うつの回復を遅らせることもあるからだ。

せめて夕方散歩をしたり眠る前にストレッチをしたり、風呂にゆっくり入るなどしてみよう。もちろん最初のうちはそんな元気もないだろうから、無理することはない。気持ちが少しラクになったら、徐々にリハビリに向かえばいいのである。

くれぐれも焦ってはいけない。これは私の持論だが、うつは、ゆっくり治すほうが本人も周囲も負担が少ないのである。無理をして休職中まで規則正しい生活をする必要はない。

よく、自宅療養していながら会社に電話やメールで連絡を取っている人がいる。とくに管理職になるとそういう傾向がある。もし、仕事や会社がストレスの発生源になっているのであれば、これでは休養の意味がない。

ある程度「夜型」になっても気にしない

また、朝がつらいからどうしても起床時刻が遅くなり、いつの間にか「夜型」になってしまうケースも少なくない。これも私は、あまり気にする必要はないと思っている。

たしかに太陽光線（光）とうつ病には密接な関係があり、「冬季うつ病」という言葉さえある。私も夏は元気である。光を浴びるということは、うつにとって案外重要なことなのだ。

たとえ午前2時や3時に眠っても、朝8時頃にいったん起きて太陽光線を浴びる。これでいったん眠りはリセットされ、そのあとの2、3時間の眠りは、いわば〝昼寝〟のようなものになるという考え方もあるそうだ。

しかし夜型の人がみんなうつ病になるのであれば、たとえば夜間警備員や水商売の人はみんな、危険因子を抱えていることになる。ここで大切なのは、たとえ夜型でも昼間はなるべく光を浴びるようにすることと、夜型のパターンをある程度固定することである。


毎日午前4時に眠って、毎日正午に起きているのであれば、大きな問題はない（もちろんベストなのは朝型である）。たとえば今の私がそうだ。しかし、ある日は徹夜をし、ある日は昼まで眠っているという不規則な生活をしていると、体も心もバランスを崩してしまう。

うつ病が少し回復して、朝起きることが苦痛でなくなれば、徐々に生活リズムを正常な朝型に戻していけばいい。

大切な人が「休養」だからと1日中ゴロゴロしていると、あなたも不安になるかもしれない。しかしうつ病は心と脳が疲れ切っているのである。まずそれを休ませることが先決だ。

なかなか治らないときは、長期戦でじっくり行こう

うつ病は、長引く病気である。完全に休暇を取って薬も飲めば、数カ月で治るケースが多いが、軽症うつの場合は働きながらの通院ということになる。常に小さなストレスを受け続けながらの治療だから、なかなか治らない。

軽症うつは長引くことが多い。徹底した治療を受けずに通院治療するので、完治せず時間ばかり過ぎ、焦ってかえって悪化させる——このパターンに入るとなかなか抜け出せない。

軽症うつは慢性化している。長年かかって悪くなったものは、すぐには治らない。数年かかってしみついたものは、数年かかって治すぐらいの〝気長さ〟があってもいいと思う。

生活のリズムや睡眠時間帯も、同様である。

私は今、午前4時頃に眠って、正午頃に起きる——という生活をしている。自由業だからできることだ。しかし、いつまでもこれでいいとは思っていない。正午頃に起きると元気かというと、その時点が私の「朝」だから、結局、夕方まで不調だ。

この生活リズムを、徐々に変えていくのが、私の課題でもある。

休養中ぐらい「遅寝・遅起き」でもかまわない、と思ってほしい。

3カ月、半年の休養を取れたのであれば、その期間の回復計画を立ててみよう。それには、ケアするあなたの協力が必要だ。

うつになると、計画的な思考力も低下しているから、あなたがよく考えて、たとえば最初の1カ月は徹底的にダラダラさせ、治ってきたら散歩や軽作業をさせる、さらに良くなったら近所へのハイキングなどに誘ってみる——というように。

睡眠障害を治すのも長期戦で考えよう

こうした計画は、うつになっている人ではなくあなたがつくったほうがいい。うつの人がつくると、「つくった以上、守らなければ……」というプレッシャーになることもあるからだ。それに「うつ」の状態の人が、きちんとした計画など立てられるものではない。

また睡眠も、ある程度あなたがコントロールしてあげよう。

うつ病になるとほとんど例外なく睡眠障害になる。眠れない、眠ってもすぐに目が覚める、眠りが浅い、悪夢を見る……。

私の場合、眠りが浅く、2時間ほどで目が覚める。今は睡眠薬などのお世話になっているが、長年、うつと同居していると、睡眠の質そのものが悪くなってしまうようだ。しかも、「明日は早起きするぞ」などと目覚ましをかけたりすると、これまた眠れなくなる。

あなたには、パートナーの睡眠時間を記録しておくことをお勧めする。何時に眠って何時に中途覚醒があって、最終的に何時に起きたのかを、簡単でいいから記録しておくのだ。

もちろん、パートナーの睡眠時間が不規則なときは、あなたまでそれに付き合うわけにはいかない。ここは彼（彼女）にヒアリングしてみる。2、3カ月記録してみると、何となくリズムのようなものがわかってくるし、回復に向かっているのかどうかも見えてくる。

6 気軽に、精神科に行くことを勧めよう

うつ病は早期発見、早期治療が原則である

「うつ病」に限らず、病気は早期発見・早期治療がポイントである。

うつ病は、ストレスなどが原因で起こった、「心と脳の疲労」である。しかも、単に疲れているだけでなく、精神的にも身体的にもさまざまな症状があらわれる。

精神科・神経科というと、何か特殊な病院のように思い、自分で本などを読んで治そうとする人も多い。しかし偏見など持たずに、

「ちょっと憂うつなんです……」

と精神科に行ってみよう。

心の不調を扱うのは、精神科、神経科、心療内科、メンタルクリニック、メンタルカウンセリングなどである。どこに行ってもかまわないが、心療内科は精神的な疲れからくる身体症状

を扱うのが基本だし、メンタルカウンセリングは精神診断が中心なので診察や投薬がない。となると、今つらくてたまらない人は、精神科か神経科に行くのがベターということになるだろう。カウンセリングを受けて心の闇を探り出すこともちろん重要だが、それは治療の第二段階だと思う。

「病気なんだから」と強制してはいけない

もし彼（彼女）が病院に行きたがらなかったら、あなたが上手に誘導して連れて行くことになるが、このとき強制してはいけない。うつ病になると、あまりのつらさに、「この苦しさは誰もわかってくれない」と思うこともある。だから下手に「病気だから精神科に行こう」と言うと、ダメ人間宣告を出されたように感じてしまう。

まず、うつ病は決して特殊な病気ではないことを説明する。いろいろなケースをあげてもいい。統計の取り方にもよるが、日本では7人に1人がうつ病だともいわれる。私としては、このなかには「適応障害」の人がかなり含まれていると思うので、純粋な（という言い方も変だが）うつ病はもう少し減るだろう。

しかしいずれにせよこのストレス社会、うつ病であるかどうかはっきりしなくても、「心を病む」ことは、よくあるケースなのだと説明してほしい。

そして、パートナーがうつ病にかかっている可能性もある、と説明する。

根気よくこれを繰り返して、相手の心をほぐしていこう。症状が軽いうちに治療を始めれば、治るのも早い。

ただし、41ページの診断基準で重症うつと判定されたり、自殺を口にするようなら、のんびりはできない。引っ張ってでも病院に連れて行くべきだろう。

徐々に拒否反応をやわらげていく

それでも、当人はできれば会社には隠したいという思いがあるかもしれない。たしかに「うつ病」に対する認知度は高まったが、それでも、会社は風邪や胃痛と同じには見てくれない。しかし今の健康保険制度では、会社に診療内容が筒抜けになることはない。そのことを説明するだけで、案外あっさり通院を決意することもある。

また、最近は新聞や雑誌などでもうつ病の特集が組まれる。こういうものをスクラップして読ませてあげ、精神科や神経科に対する拒否反応をやわらげる方法もある。この本を初めとする、「うつ」関係の本をリビングなどに置いておくのもいいかもしれない。

それでも行こうとしないようなら、とりあえず初めは心療内科に連れて行くようにする。こちらなら、そんなに拒否反応は示さないだろう。

どんな精神科医がいいか?

内科や外科医にも〝上手下手〟があるように、精神科医にも良い医師とダメな医師がいる。私は何人かの精神科医にかかったことがあるが、かつてある精神病院に行ったとき、強い口調でさまざまな質問を浴びせかけられ、疲れ切った経験がある。

逆に昨年人間ドックに入ったときの精神科の先生は、笑顔を絶やさず私の言うことをじっくり聞いてくれた。当時私は親友を亡くし、精神的にはボロボロの状態だったため心理テストでもかなり悪い結果が出たのだが、その先生はいっさい深刻な表情は見せなかった。

今の主治医の先生も、患者さんが少ないときは私の無駄話に付き合ってくれる。もちろんネガティブなことは決して言わない。

私は、精神科医はすぐれた〝聞き手〟でなければならないと思っている。

うつになると心は疲れている。思考も脈絡がなくなっているかもしれない。そういう患者の話を批判したり叱ったりせずに、「ふむふむ」と共感的に聞いてくれる医師。

不安で憂うつな患者の気持ちをくみ取り、安心感を持って話せる医師。

診察室で一対一になったとき、何ともいえない温かさを感じる医師。

一般的には抗不安薬や抗うつ薬を投与されるが、それがどういう薬なのかていねいに説明してくれる医師。

それが〝良い精神科医〟だと思う。

向精神薬にはいろいろあり、その人の症状や体質に合わせて量や種類を変えながら投薬していく。医師は、ある薬があまり効かなかったら別の薬――というように調整していく。しかしこのとき何の説明もなかったら、人体実験をされているような気分になる。

うつ病は精神疾患の中では最も多い病気だから、よく効く薬も多い。そのためかどうか、薬だけ渡しておしまいという医師も少なくない。これでは、患者の不安感はなくならない。ちなみに私の主治医は薬物治療を主体にしている先生だが、薬が変わるときはどういう構造の薬なのか図解で説明してくれる。

余談だが私には高校時代からの友人の薬剤師がおり、病院で薬をもらったときは彼に連絡して「どういう薬でどんな効果があって、どんな副作用があるか」を聞いている。知り合いに医者や薬剤師がいると、何かと心強いものである。

簡単に薬の量を増やす医師ではないか？

今、軽症うつや適応障害の長期化が問題になっている。同時に、長期化している人は薬の量も増えがちで、いわゆる「薬漬け」状態になる。

もし担当の医師が、簡単に薬の量を増やすようであれば、少し立ち止まって考えてもいいかもしれない。もちろん、うつ病初期には、とにかくどんどん投与して治すという方法もあるが、軽症うつが長引いていたり、一概にうつとは言い切れない適応障害で苦しんでいる人に、抗うつ薬をたくさん投与しても、実はあまり効果はない、というのが実感だ。

睡眠障害があるなら睡眠薬、それと抗不安薬だけで充分生活できる人も少なくない。


とくにうつ病に関しては、あまりにつらくて苦しいものだから、医師に、「頼むから治してください」といった感じで接する人も多い。その結果なかなか治らないと、「あの医者はヤブだ。医者にうつは治せない」と怒る——。

もちろん、安易に抗うつ薬を投与する精神科医がいることは事実である。そのバックには製薬会社がいて、抗うつ薬によって大きな利益をあげていることも否定はしない。

しかし、薬漬けになることだけに注意して、できるだけ量が増えないようにしながら飲んでいくことは、決して悪いことではないと思う。もちろん薬の量を勝手に増やしたり減らしたりしてはいけないが、少なくとも医師に、「効かないから増やしてください」と言うようなことは避けたい。

もしそれで簡単に量を増やすような医師なら、あまり信用はできないと思っていい。

うつ病は患者が考え方や性格を徐々に変えたりすることで、自ら治していくものではないだろうか。医師は「治す」のではなく「治るのを手伝う」存在だと思う。

そもそも「スーパードクター」「奇跡の薬」などはあり得ないのである。

そう思うところから始めないと、いつまでも「治らない……」と悩むだけになってしまう。私自身、何年間も軽症うつ状態だから、どれだけ説得力があるか自信はないが、「かまうもんか。一生うつと付き合ってやる」というぐらいの開き直りも必要ではないだろうか。

そして、焦らずにゆっくりと治せばいい。焦って早く治そうとすれば、かえっていらだちは募り、うつ病は悪化しかねない。少し考え方を変えれば、うつを抱えている人は「心優しい人」でもあるのだ。

支持的精神療法で、患者の性格を受け入れながら変えていく

うつ病の治療には、薬物療法と、うつになりやすい考え方を変えさせる認知療法がある、と第1章で説明した。しかし薬物療法といっても、ただ薬を飲むだけでは、うつは治らない。薬と並行して、「ストレスに弱い心」「ネガティブな考え方」などを変えていくようにしないと、いつまでも薬を飲み続けることになる。

そういう意味では私は、最初は薬物療法でもいいが、しだいに認知療法的治療に移るべきだ

と思っている。ただ60ページでも述べたが、認知療法は、「自分の考え方は間違っている。ゆがんでいる」として、別の考え方を刷り込むものだ。

たとえば部下が上司に、ひどく叱られたことで上司を信じられなくなり、落ち込んでしまったとする。しかし、そういう考えではなく、「上司は私のためを思って言ってくれたんだ」と思う――大ざっぱにいえばこれが認知療法である。

けれども、うつの人にとって「自分の考えはゆがんでいる」と刷り込まれることは、苦痛でもある。だからうつ病の初期には認知療法は向いていない。むしろ長期化している軽症うつ、適応障害の人に向いている療法だろう。

そこで通常、精神科などで行なわれるのが「支持的精神療法」である。

これは別に特殊なものではない。医師が患者の苦しみを受け止め、「うつ病は怠けているわけではない。真面目な人ほどなりやすいのですよ」と気持ちをやわらげてあげる。これが基本である。いわば「問診」「カウンセリング」のようなものだ。

診療時間が短いと、単に薬を渡すだけになる。とくに初診のときは30分でも40分でも、じっくり話を聞いてくれる態勢が整っている病院（医師）を選ぼう。

そういう病院（医師）は、真面目すぎる人に対しては少しずつでも性格を変える手助けをし、ストレスが原因になっている場合は、それを少しでも小さくするように一緒に考えてくれる。また、生活や睡眠のリズムが狂っていることもあるので、それを正していくように〝支えて〟いく。

このとき強い口調で「ああすべきだ」「こうしなさい」と言う医師がいたら、迷わず転院してもいい。性格や考え方は簡単に変わらない。むしろ変えさせるのではなく、「この性格でも大丈夫なんだ」と思わせてくれる医師を探したいものだ。

［第3章］親や息子・娘が「うつ」になったら

子供がうつになったら、親はオロオロする。
そして往々にして、「過剰な干渉」をしてしまう。
では、どういう距離感を保てばいいだろうか？

1 老人性うつ病とは、どんなものか？

年齢のせいだから……と見過ごしてしまうことも多い

高齢者の場合、うつ状態になっても「年齢が高くなれば元気もなくなるだろう」ぐらいに考えてしまう。そのため、どうしても対応が遅れる傾向にある。

憂うつで落ち込んでいて、自分を責めたりしていても、本人がそれを「歳のせいだ」と思ってしまう場合もある。あるいはうつ病による身体症状があらわれても、これまた「歳のせいだ」と思い込む。

もちろん、どこからどこまでが「歳のせい」で、どこまでが「うつ病のせい」か、判断は非常にむずかしい。しかし第1章で説明したような症状があるようなら、一応、うつ病を疑っていいいと思う。

たとえば長年連れ添った夫や妻が亡くなった――当然、元気はなくなる。しかしその抑うつ感が何カ月も続くようなら、危険な兆候である。それまで元気で、とても「うつ」になるような性格ではない、ポジティブで唯我独尊とも思えた人が、連れ合いの死で、木が折れるように突然、うつ病になるケースは少なくない。

また、いわゆる認知症との区別もむずかしい。けれども、しっかりした精神科では認知症にも対応しているから、「最近ちょっと、ボケてきたかな……」と思ったら、精神科に連れて行くことをお勧めする。しっかりした精神科医なら、認知症の初期なのか、うつ病なのかを判断してくれるはずだ。

ただ、内科医はお勧めしない。最近は内科でも、抗不安薬や抗うつ薬を平気で投与するところがある。しかし、内科医はこれらの薬についてあまり詳しくない場合もある。そのため効果的な処方ができずに、かえって副作用によって身体症状を悪化させたり、うつ病も治らない、というケースをいくつか見てきた。

親が病院に行きたがらないときは?

親の世代は、精神科に対する抵抗も強い。とくに団塊の世代などは、常にアグレッシブに仕事をしてきたため、「うつ病になるのは弱い人間だ。自分がうつ病などになるはずがない」と思い込んでいるから、ますます行こうとしない。
2、3年前、某新聞の読者投稿欄に、うつ病で苦しんでいる人の文章が載った。すると、ある読者が、「うつ病になるということは、社会生活失格の烙印を押されるようなものだ」といった内容の投稿をしてきて、物議をかもしたことがある。
今はそういうことは少なくなったが、世代によっては、まだそういう部分はあるのだ。

しかし、そろそろ団塊の世代が退職を迎える。それまで仕事一筋に打ち込んできた人が定年退職すると、やることがなく抜け殻のようになってしまうケースも少なくない。


あなたの親が「うつ」ではないかと思ったら、「うつ病は決して特別な病気ではない」ことを、しっかりと説明してほしい。そして、精神科に対するマイナスのイメージを取り去ってほしい。まずは、そこからである。

親によっては、子供に心配をかけることを嫌がる人もいる。とくにそれまで元気だった人ほど、子供の説得に耳を貸さない。

それに、「うつ」になると頑固になることが多い。「まあ、そういうこともあるさ」といったような柔軟性がなくなるため、他人の意見を素直に聞き入れることができないのである。

そういう人を精神科に連れて行くのは根気がいるかもしれないが、この説得ができなかったら、うつはどんどん悪くなっていく。精神科でなくとも、心療内科なら、

「心臓や腎臓に悪いところが見つかるかもしれないよ」
といった理由づけもできる。

「うつ」の原因は何かを、あなたも考えてみよう

そして、あなた自身、自分が親のうつの原因になっていないかを考えてみてほしい。意外と、子供に対する不満がストレスになり、うつ病を引き起こしているケースは多い。親にとっては、子供はいくつになっても、あくまで「子供」なのである。

最も多いのは、子供がうつになり、親がそれを心配してうつ傾向になるケースである。これは最悪の場合、〝共倒れ〟になる。もちろん、夫婦などでも同様だ。

また、子供が結婚して親と同居している場合、嫁・姑の問題から、うつを引き起こすこともある。

こうしたケースに、「こうすべき」という答えはない。ただひとつだけはっきりしていることは、積極的にコミュニケーションをとるようにする、ということだと思う。

もともと「うつ」は、コミュニケーション・ギャップを引き起こす。あるいはコミュニケーション・ギャップから「うつ」になだれ込む。円滑なコミュニケーションがあるところには、「うつ」は生まれにくい。

うつを一人で治すことはむずかしい。家族なり友人なりのサポートやケアが、回復に導くのである。また、ネットを検索すれば、うつ病に苦しんでいる人のサイトは多い。サポートのための機関もある。

こういうところを探して、良い意味での〝仲間〟を見つけることも考えていいだろう。

退職して「うつ」になった場合は……

親に限らず、うつになった人は、誰も味方がいないような気持ちになる。一方で誰からも干渉されたくないという気持ちもあり、実に面倒である。私自身、うつが重くなったときには、自分で自分の感情が制御できなくなる。

自分の本心はどっちなのか、自分でもわからなくなるのだ。

親がうつになったときも、心はそういう非常に危うい状態にあるということをわかってあげてほしい。そうすれば自然と接し方も柔らかくなるし、

「そんなことしちゃ、ダメだよ！」

と怒鳴ったりすることもなくなる。

そしてある程度回復してきたら、小さな仕事を頼んでみよう。近所の自治会に参加させるのもいいし、そこまでは無理だと判断したら、簡単な家事を頼んでもいい。とにかく、孤立させ

ないようにすることが大切なのである。

退職してうつになったような人の場合、会社ではそれなりの地位にあっただろう。それが、会社を辞めたらただの年寄りになってしまう——この空しさは、本人にしかわからない。とくに仕事が生き甲斐だったような人が定年退職すると、長年蓄積された疲労もあり、ほっとするだけでなくガックリしてしまうケースがある。

まさに「生き甲斐がなくなる」わけだ。

また、配偶者の死によって大きな喪失感に襲われ、それがうつ病につながることも多い。

このように、親がうつになる原因は年齢や環境によっても違ってくる。子供はそのあたりを見きわめ、あまりプレッシャーを感じることなく、冷静に接したいものだ。

とくに高齢者の場合は、「このままダメになっていくのではないだろうか……」という意識が強い。うつになると大なり小なりそういう気分になるものだが、年齢が高いと、「死」「認知症」に意識が直結するのである。

また、高齢者がうつ状態になった場合、心臓疾患、糖尿病などが原因になっていることがときどきある。そういう意味からいっても、むしろ最初に心療内科を受診させるほうがいいかもしれない。

2 主婦にも、うつ病が増えている

何よりも、夫や子供のサポートが必要になる

うつ病というと、ストレスのたまりやすい、会社の管理職などを連想しがちだが、最近は「主婦」のうつ病も増えている。

主婦がうつ病ということとは、その夫や子供が何らかのサポートをしなければならない。とくに夫の役割は大きい。第2章で書いたように、パートナーのことを最も理解し、支えられるのは、夫だからだ。

また、一家の「お母さん」が家事もできずふさぎ込んでいると、子供も心配する。子供の年齢にかかわらず、夫は子供に、

「お母さんは病気だから、休まないといけないんだよ」

と説明しなければならない。もちろんひと言で「主婦」といっても、さまざまである。子供のいる人、いない人。夫の職業も千差万別だ。だから、なかなか一概にいえないことも多い。では、結婚生活の長さで見てみると、どうだろう。

結婚生活が短い場合のうつは、どうするか？

結婚とは、もしかしたら価値観や趣味も違う二人が一緒に生活する、ということである。恋人時代は見えなかったお互いの「違い」が、結婚して半年もすれば見え始めてくる。主婦に限らず夫にもいえることだろうが、このとき、「これで良かったのだろうか」――という気持ちになることも少なくないはずだ。

不器用で生真面目な人ほど、このギャップを乗り越えるのに苦労する。それがストレスになり、「うつ」につながっていくケースも多い。私にも、そういう知り合いがいる。

結婚当初は各方面への挨拶などであわただしいものだが、それが一段落すると気が抜けたようになる。大きな仕事などが終わったときにうつ病になることを「荷降ろしうつ病」というが、それと似ているかもしれない。

このとき夫は、妻のうつを受け止めてあげなければならない。時にはじっくり話し合うことも必要だろう。第2章でも触れたように、パートナーの支えがなければ回復も遅れる。

このほか、出産前後に起きやすい、いわゆる「マタニティー・ブルー」というものもある。一般的には出産による環境変化やホルモン変化が原因だといわれている。

また最近は、出産年齢が遅くなり、変に出産や育児に関する知識が身についた状態で出産を迎えるケースが増えた。知り合いの助産師さんによると、30代、40代の妊婦さんは、いろいろと考えすぎて不安になるケースも多いようだ。

熟年期の主婦の場合は？

子育ての時期もそれなりにストレスはたまる。それによるうつ病も少なくない。しかしこのあたりのことは、育児や教育の分野でもあるので、これ以上詳しく書くことは避けたい。

むしろ最近いろいろと問題になっているのが、熟年期のうつ病である。これは女性の更年期障害とも関わるが、さらに子供が独立し夫と二人きりになると、まるで巣箱から雛がいなくなったようになり虚脱状態になる、という問題もある。

これが「空の巣症候群」である。

本来はここで、夫と二人の新しい生活を始めるように切り替えなければならない。しかし、夫の側にその意識がなく、それまでと同じように妻に何でも任せきりというような状態だと、妻もストレスのはけ口がなくなる。

夫が妻を、「子供の母」としてではなく、一人の女性として認めること——当たり前のようだが、ここにひとつの鍵があるのではないだろうか。

私は、熟年離婚に踏み切れるなら、まだマシだと思っている。それはある意味で前向きの選択だからだ。しかしそれもできずに悶々と日々を送ることほど、つらいものはない。

夫は妻をよく見てあげよう。心の変化は、近くにいる者がいちばんよくわかる。もし抑うつ状態や不眠状態などがあるようなら、神経科・精神科などを受診させること。本人はためらうかもしれないが、よく説得して、場合によっては一緒について行ってあげるとよい。

長年一緒にいると、夫婦の会話も少なくなる。そもそもうつ病はコミュニケーション・ギャップによって生じることが多いのだから、とくに子供が独立したら積極的に会話をするように心がけたいものである。

妻や母親のうつ病を特別なこととしてとらえるのではなく、家族の問題としてしっかり受け止め、家族で解決するようでないと、主婦は自分で自分を追いつめて孤立していく。

たとえばうつになると自責の念も起こるから、「家事などができなくて申し訳ない……」などと責めるようになる。このとき、家族がしっかりフォローして、安心して休ませるように導くことが大切になってくるだろう。

3　成人した息子や娘が落ち込んでいたら……

本当に「うつ」かどうかを、どこで判断するか？

うつ病に関する情報が氾濫している。一方でひきこもりや、「ニート」といわれる人たちも確実に増えている。働くでもなく職業訓練や勉強をするでもなく、成人しても親と同居して親の扶助を受けているような若者たちのことである。

もちろん、ニートのすべてがうつ病ではない。しかし「何もしない」状況をダラダラと続けていると生活パターンも崩れ、うつの温床にもなる。実際、ニートの中にはかなり高い比率でうつ病、あるいはうつ傾向の人がいるはずだ。

親としては、子供がいつまでも働かず、感情的にも不安定な状態で家にいたら、不安で仕方がない。つい小言も言いたくなる。それが親子の言い争いなどにもつながり、親子関係はますます悪くなる。

こういう若者たちの中には、「自分はうつだから」と公言して働かない人もいる。実際に精神科などに行き、抗不安薬や抗うつ薬を処方してもらっている人も多い。

しかし、内臓などの病気と違って、うつ病の場合、極端に言うと、〝嘘〟が通用してしまう。つまり病院で、「つらくて眠れません。将来も不安です……」と暗い顔をして言われたら、医師も抗不安薬などを処方せざるを得ないのである。

うつ病に関する情報が氾濫するだけならいいが、その情報を悪用して自分がうつであるかのように装おう人が、意外と多いと私は思っている。もちろん、本人は本当につらいのかもしれない。不安なのかもしれない。しかしそれは「うつ病」ではなく、「適応障害」「神経症」の範疇に入ることのほうが多い。

むろん、適応障害も不安神経症も、うつと同じようにつらくて苦しい。しかし決定的に違う点がある。自殺願望があるかどうか、自責傾向があるかどうか——の2点である。

自殺願望があるか、自責傾向があるか？

軽症うつの場合でも、うつ病になると多少なりとも「死んでしまいたい」という気持ちになる。そして何かうまく行かなかったら、

「自分がダメだから」「自分の責任だから」

と自分を責める。

しかし同じようにひきこもっていても、

「自分がこうなっているのは、世の中のせいだ」「親が悪いからこうなっているんだ」

と、責任を他者に転嫁するようであれば、うつ病ではないと言ってもいい。もちろん、うつ病にもさまざまなパターンがあるので絶対にそうだとは言い切れないが、少なくとも、「うつ病ではないかもしれない」と思ってもいいと思う。


知人に、30代のニートの息子を抱える母親がいる。息子は自分を「うつ病」だと言い、抗うつ薬も服用している。元気もない。さらに彼女はいつも息子に、

「お袋なんか死んでしまえ」

などと言われているという。私は、たぶんこの息子はうつ病ではないと思っている。たしかに親子関係に何らかの問題があり、それが彼のストレスになっていることは事実だろう。しかし、ストレスのために〝元気〟がなくなっても、それがそのまま「うつ」だとは限らない。


精神病理学的にいえば、この息子はなんらかの病理を抱えていることは確かである。しかし

「うつ病」ではない。「うつ病」は基本的に〝優しさ〟を内に秘めた病気である。ときには激しく自分を責め、自傷行為に及ぶこともある。

いずれにせよ親としては、単に落ち込んで抑うつ状態だからうつ病だと考えるのではなく、「うつ病ということに逃げ込んでいるかもしれない」という視点も必要になってくる。もし子供にそういう傾向があるようなら、自ら精神科医のところに行って、詳しく子供の状況を話してみよう。

しっかりした精神科医なら、投薬内容を考慮したり、カウンセリングに重点を置いたりと、いろいろな方策を探ってくれるはずである。

趣味に没頭しているかどうか？

うつ病かどうかをチェックする、もうひとつの視点がある。それは、「好きだった趣味を続けているかどうか」ということである。

うつ病になると、あんなに楽しかった趣味にもまったく興味が湧かなくなる。たとえばバイクが趣味なら乗りたいとも思わなくなるし、ゲームが趣味ならゲーム機に触れようともしなくなる。もしあなたの子供がうつ病だと言って、それでもバイクを乗り回したり1日中ゲームをしていようなら、逃げているだけだと考えてもいい。

私は、いわば〝慢性〟の軽症うつ病だが、かなり軽くなったときは趣味のバイクを走らせたりする。しかし重くなるとまったく乗る気がなくなる。いわばこれは、うつが重くなっているかどうかのバロメーターみたいなものだ。

また個人差はあるが、うつ病だと言いながら食欲や性欲が旺盛な場合も、「本物のうつ」ではないと判断していいと思う。睡眠障害があるかどうかも、大きな要素だ。

もちろん、そんなふうにうつ病であることを口実に逃げている子供も、実は苦しいのかもしれない。不安神経症、パニック障害、適応障害だとしても、うつ同様につらい。きちんとした治療も必要になってくる。

しかし、〝甘え〟と、うつやこれらの症状は、紙一重のところにあるとも思う。

いずれにしても、子供がうつ病だと言うと、親は自分に責任があるのではないかと苦しむこともあるだろう。しかしそれで親までうつ病になってしまっては「共倒れ」だ。

親としてオロオロしてしまう気持ちもわからないでもないが、冷静に子供の〝病〟と向き合うことも必要になってくるのである。

未成年者にもうつ病が増えている

実は最近、小学生、中学生にもうつ病が増えていることが指摘されている。たとえば不登校などの背景にはうつ病がひそんでいることもある。

しかし子供は、「抑うつ感」「憂うつ感」というものを自分で把握できない。子供なので親に的確に症状を伝えることもできない。そのためどうしても、発見が遅れてしまう。

ただ、「児童」のうつ病に関しては、児童心理学などさまざまな分野からのアプローチが必要になると思う。この分野の研究は、実はまだあまり進んでいるとはいえない。

もしあなたの小さな子供が落ち込んだり、うつ病による身体的症状を示しているようなら、以下の書籍をお薦めする。児童青年心理学を専門とする、傳田健三氏の著書である。

傳田氏は、文部科学省が日本で初めて取り組んだ「子供のうつ」に関する調査リーダーもつとめた、北海道大学の教授である。

『子どものうつ病――見逃されてきた重要な疾患』（金剛出版）

『子どものうつ――心の叫び』（講談社）

4 気を遣いすぎてはいけない

「いつもあなたのことを見ているから」と安心させる

第1章で、うつ病の判定基準をあげた。基本的には、「抑うつ状態が長く続いているかどうか、それによって睡眠障害が起こったり自分を責めるようになっていないか」――という点で判断すればいいだろう。ＹＥＳなら程度はともかく「うつ病」になっていると思っていい。

では、そういう子供に対して、親はどう対処すればいいだろうか。

ひきこもったり病気に逃げたりしているのでなければ、相手もそれなりに大人なのだから、あまり干渉しすぎてはいけない。しかし、うつになると朝起きられなくなったり、動作がのろくなったりするものだから、つい、「ほら、もっとしっかりしなさい」

といった言葉をかけてしまう。これだけはやめてほしい。うつという病気をよく理解した上で、「一緒に治していこうね」という温かい態度をとることが重要だ。

そして、不安そうだったり、精神状態が不安定だったら、「いつもあなたのことを見ているから大丈夫」という態度を示してほしい。言葉に出して言ってもいいだろう。

子供がうつ病になると、自殺が心配で、いつもしっかり見守っていなければならないような気持ちになる。その気持ちは悪いことではないが、これは過干渉・過保護につながる。親は1日中、子供を見守っているわけにはいかない。

また、休ませることは大事だが、だからといって何もさせないのでは回復もしない。自分でできるようなことは自分でやってもらおう。その上で、実際にそばにいなくても、「いつも気にかけているよ」という意思が伝わればいいのである。

「うつ」による子供の〝わがまま〟に、どう対応するか？

子供が、うつ病であることを理由にいろいろなことを要求したり理不尽なわがままを言うようになったら（たとえばお金を要求するなど）、やんわりと断ること。うつ病は自責の念を起こす病気だが、反面、わがままになる病気でもある。

誰からもかまってほしくないと思う一方で、孤立をひどく恐れる。

要するに情緒不安定なのである。

前ページで、「温かい態度で接する」と書いた。もちろん「温かい態度」といっても、具体的にどうするか、これはなかなかむずかしい。うつ病の患者は精神的に不安定なので、さまざまな行動をとるからだ。

イライラすることもあれば、怒りっぽくなることもあるし、ふさぎ込むこともある。

「放っておいてくれ」

「誰も私の気持ちなんかわからない」

「なぜ、僕の持ち物に触ったんだ」

……といったように、親にしてみればある意味で不愉快な言動をとることも多い。こちらは一生懸命ケアしようと考えているのにそういう態度に出られると、親としても腹立たしくなったり、自責の念にかられたりするものだ。

しかし、大切な子供がうつ病になったら、あなたも苦しい。子供のわがままな言動に神経質に反応し、そのたびにオロオロしていたのでは、親の体も持たない。

気を遣いすぎて、まるで特別扱いしているようになってはいけないのだ。

無条件に支持をする

十数年ほど前、私がうつ病になって四国の実家に一時帰郷したことは、プロローグの25ページでも触れた。そのとき私の親は、うつ病に関する知識がまったくなかった。だから不機嫌に黙り込む息子に対して、両親は何もできなかった。

ただひとつだけ助かったのは、気持ちがラクになる夜、眠る前に母親が、

「あんた、大丈夫かね」

とさりげなく話しかけてくれたことだ。息子というのは一般的に母親には心を開くもので、私もその頃の愚痴をあれこれと喋った。母は何も言わずに聞いていた。

それでいいのである。何かあったら手を差し伸べてくれる家族がいる——と思うだけで、うつ病患者の抑うつ感は少しでも軽くなる。

あなたの大切な子供が、うつになった。いろいろとアドバイスしたくなるのは当然である。しかしここで、「ああしろ、こうしろ」と言ってはいけない。いわゆる「パッシブ・リスニング」(受動的傾聴)を心がけたい。

「そうなんだ……」

「なるほどねえ、大変だなあ……」

と、ひたすら受けに回って話を聞く。親だからといってお説教するのは、ここでは厳禁である。受け入れられているという気持ちが芽生えると、子供のうつも軽くなるはずだ。

また、あなた自身もネガティブな気持ちになり、子供と一緒になって愚痴を言ったりすることもある。これもあまりよくないので気をつけてほしい。

うつ病に関する知識を持つ

子供がうつ病になると、自分のせいではないかと思う親は多い。たしかに、親子関係のストレスや軋轢が引き金になっていることは少なくない。たとえば親に対する許すことのできない思いがあると、それがうつ病につながっていくことは多いものだ。

親は、まず親子関係を冷静に見つめてみよう。そして場合によっては親子で話し合ってみよう。とくに親は、自分の責任であることを認めたがらない傾向もあり、夫婦でお互いのせいにし合ったりすることも、よく見るケースだ。

うつ病は複雑な病気である。親は、まずこの病気に対する知識を深めよう。知識は不安をやわらげてくれるはずだ。親のあなたのうつ病に対する知識が深まるほど、子供も安心するし、あなた自身も効果的なサポートができる。

そうなれば二人とも、じっくりと腰を据えて治そうという気にもなるはずだ。もし自分だけでは手に負えないと思ったら、信頼できる親しい友人や夫（妻）などに話してみよう。自分一人で悩みを抱え込むと、あなた自身が自分を責めるようになる。

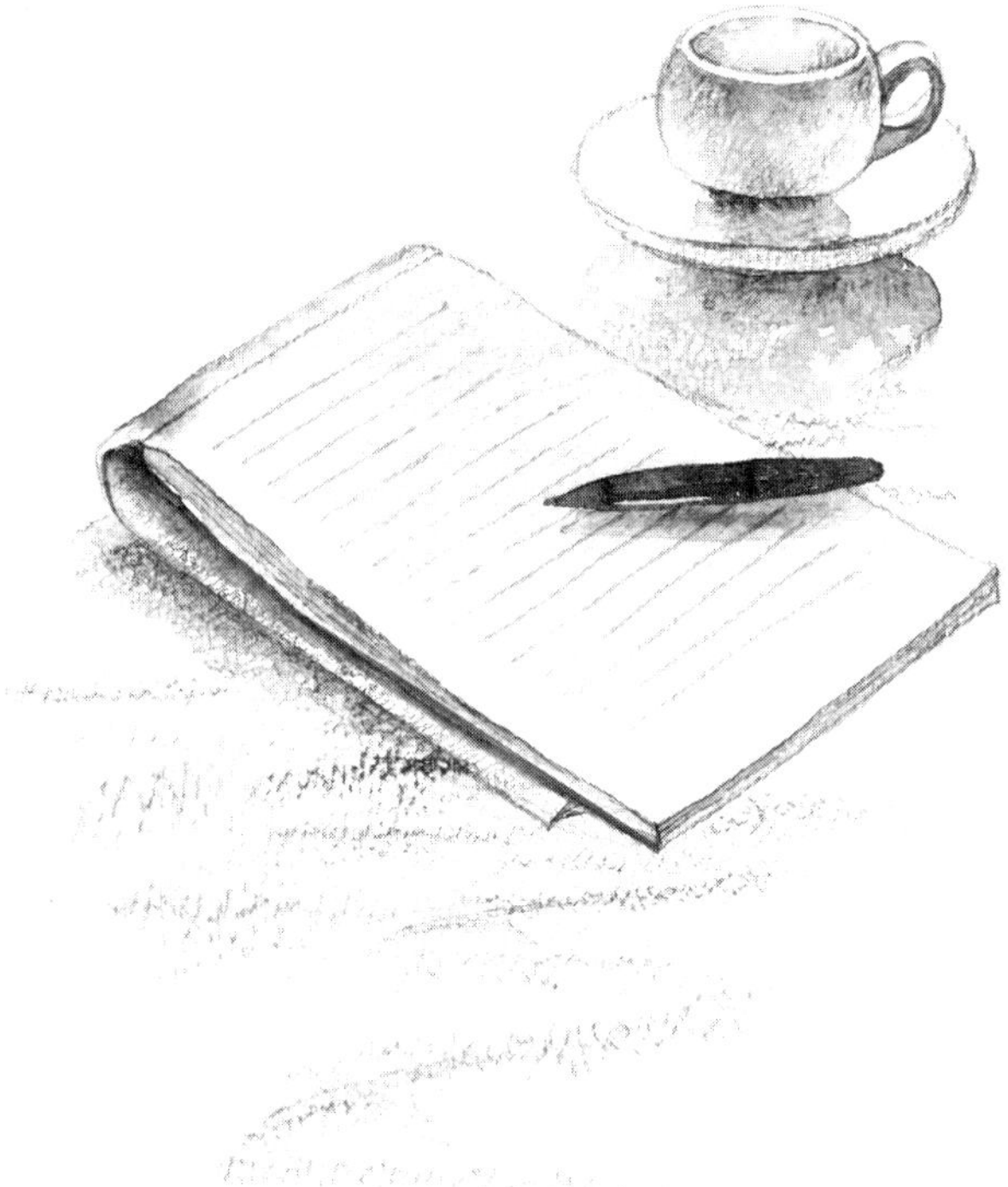

5 子供とどういう距離感を保てばいいか？

自ら治そうと思わず、フォローするスタンスをとろう

あなたの大切な子供がうつになったら、あなたは親として「何とかしなければ……」と思うだろう。考えすぎて迷路にはまり込むかもしれない。

しかし、うつ病をあまりにも特別な病気のように思い込まないでほしい。また、自分の責任もあるからと考え込み、医学書などを買い込んできて、「自分が治してやらなければならない」と思ってはいけない。基本的にうつ病は、本人が治すものだ。周囲は（医師を含めて）、治るのを手伝う――というスタンスをとってほしい。

ただし、うつ病になると心細くなったり孤独感が強くなるので、押しつけにならない程度に、「心配しているし、手助けしたいと思っている」

ということを伝えてほしい。そして、ゆっくり休ませてほしい。

患者は、自分がうつ病であることをなかなか認めたがらない。仕事をしている子供であれば、「休むと仕事がなくなる」と思うかもしれない。しかし、うつ病の最大の薬は「休養」である。親は「休んでいいんだよ」と保証してあげるのが、いちばんの役目だと言ってもいい。

うまく会社と相談できて、それなりの休暇が取れたとしよう。そうなると、子供は会社に行かず、家でゴロゴロしていることになる。

それでもいいんだよ――と、あなた自身が思わないと、子供もつらい。

親が治療しようと思ってはいけない。治療は医師に任せよう。親は「フォロー」する立場を崩さないでほしい。

過保護や過干渉になってはいけない

パートナーがうつ病になったときも同様だが、とくに親子の場合はどうしても過保護になりがちである。元気のない抑うつ状態にある子供に対して、何とか元気を出させようと努力する。それが無言のうちに患者へのプレッシャーとなっていくのだ。

たしかに「うつ」という病気は、心優しくて神経過敏な人が陥りやすい。だが、いったん病気になるとピリピリしたりイライラしたり、何もしないで落ち込んだりと……親としては、どうしていいかわからなくなる。

だからどうしても、ガラス細工を扱うように接してしまう。

「大丈夫？」

「少し気晴らしに外に出てみる？」

「あまり考え込んではダメだよ」

そんなふうに、子供に気を遣うのである。気持ちはわからないでもないが、よほどひどくて自殺の恐れがあるような場合を除いて、原則的にはそれまでと同じに接してほしい。

とくに軽症うつが長引いている場合、深く沈み込んだ状態が何カ月も何年も続くわけだから、

「このままでは、この子はダメになってしまうのではないか……」とわかっていても、と不安で仕方がない。そのため「励ましてはいけない」

「負けちゃダメだよ」

と言ってしまったり、本当にこの子は病気なのだろうかと疑うようになってくる。こうなると、治るものも治らなくなる。

そして親も抑うつ状態になる。実際に、抗不安薬や抗うつ薬を飲みながら子供の面倒を見ている人もいる。

あなたが死ぬまで子供の面倒を見るわけにはいかない

しかし、親にも親の人生があり、子供にも子供の人生がある。心配し、大切に思うことと、

犠牲になることはまったく別のものだ。親が、子供のうつ病の犠牲になることだけは避けなければならない。これは、夫婦でも同じである。

親はうつ病の子供の面倒を、いつまでも見るわけにはいかない。しかし毎日見ていると、つい過保護になってしまう。そして度が過ぎると、子供もそういう状況に甘え、何もしなくなるというケースも多い。

けれども、おそらく普通であれば、あなたは子供よりずっと早く「老い」がやってくる。順番からいえば死ぬのもあなたが先である。治らないで親であるあなたに寄りかかったまま、あなたが死んでしまったら、どうなるだろう。

そう考えれば、過保護にしてあなたの庇護の元に置くことは、お互いにとって何のプラスにもならない。何もさせないのではなく、必ず何かをさせよう。家族として子供のうつが治るのを手伝えるのは、親であるあなたなのだ。

すぐに治らなくてもいい。たとえば5年後、10年後には治っているように今を生きさせるのが、親であるあなたの役目でもあると思う。

そうすることで、あなたの今の苦しみも少しはラクになるはずだ。

6 兄弟や友人などにどう伝えるか？

話していい人と、話さないほうがいい人

うつ病をケアするのは、大変な労力がいる。だから親も疲れ切ってしまうことも多いのだが、これでは共倒れになってしまう。誰かほかに、助けてくれる人を探そう。たとえば兄弟、子供の友人などである。

もちろん、いろいろな人が代わる代わる、大丈夫か？　と言ってくるような状態にしてはいけないが、いろいろな人から温かく見守られている——という気持ちにさせることは重要である。うつになると不安感に襲われるだけに、「見ていてくれている」と思わせることは、親の責任といえるかもしれない。

うつ病のケアはつらい。自分だけではつらいと思ったら、「恥ずかしい」などと思わずに信頼できる親戚、兄弟などに相談してみればいいと思う。また、子供に親友や恋人がいれば、その人を巻き込んでもいい。うつ病のケアは、一人で抱え込むには荷が重すぎるのだ。

言い換えれば、信頼できる人たちとのチームワークで対応していくのである。

その場合、チームの核になる人を決めておいたほうがいいかもしれない。それは、うつ病に対して最も理解があり、子供のことをあなた同様に心配している人である。


うつ病になると、自分の殻に閉じこもるようになり、孤独感が増していく。

「誰も自分のことをわかってくれない」

という暗い思いが、心を支配していく。そんなとき、最も頼りになるのは、優秀な医師だけでなく、患者のことを真剣に考えてくれている友人や家族、親戚である。患者は、そういう人には心を開く。

ある意味でカウンセラーのような役割を果たすのである。親は、それが誰かを早く探してもらいたい。もちろん、あなた自身がその役割を果たしてもいいが、あなただけでは荷が重いときは、サポーターを頼むほうが負担も少なくなる。


しかし、親戚や親友といっても、うつ病に対して偏見を持っているような人には話してはいけない。もしそういう人が周囲にいたら、その人たちからどう〝ガード〟するかも、親の役目になるだろう。

同居していない場合はどうするか？

同居している場合、どうしても過保護になったり過干渉になる。かといって一人暮らしなどをしている子供がうつになったら、親はいてもたってもいられない。

私の場合、最初にうつになったときは独身だったから、四国の実家に帰った。自分一人だとどうにかなってしまいそうだったからだ。親は驚いた。

しかし私の両親は、うつ病に関する知識はなかったが、私にあれこれ言ってくることもなかった。それは私がすでに40歳を過ぎていたせいもあるだろう。実家でわがままで自由な時間を過ごすことで、私のうつは一時的にだが回復した。

もし「うつ状態」がひどくて仕事もできないような状況なら、仕事を休むことになる。そのとき、〝転地療養〟の意味も含めて実家に呼び戻すことも考えていいと思う。

ただし、あくまで子供の意思を尊重すること。嫌がるのに強引に呼び戻すと、親に心配かけてはいけないという思いで逆にプレッシャーになる。

私が親なら、症状にもよるが、頻繁に連絡をとるようにする。電話でも手紙でもいい。とにかくコミュニケーションを取ろうとすることである。

一人暮らしをしていた私の経験だけで言うと、うつになると思い切り心細くなる。もし甘えられる親がいるのであれば、親の負担にならない程度に甘えていいと思う。

うつ家族会などに参加してもいい

最近は、自治体や政府でも、自殺者を減らすためにメンタルヘルスに力を入れるようになった。また、同じ悩みを抱える「家族会」のようなものもできている。インターネットで検索すると、さまざまなサークルがあることがわかるはずだ。

一例をあげると、『「うつ」からの社会復帰ガイド』（岩波アクティブ新書）という本を出している「うつ・気分障害協会」という団体がある。うつ患者だけでなく、家族の支援活動に努めているグループである。

こういうところに問い合わせてもいいだろう。

「うつ・気分障害協会」ＭＤＡ（Mood Disorders Association Japan）
http://www.mdajapan.net/old/modules/news/

他にも、インターネットを検索すると、うつに苦しむ人のサイトはたくさんある。ただし、掲示板などを見て患者や家族の愚痴が飛び交っているようなら、やめたほうがいい。しっかりした専門家や専門医がメンバーに加わっており、仲間同士で「何とかしよう」という雰囲気がある場を選んでほしい。

［第4章］部下・同僚が「うつ」になったら

部下や同僚がうつになったら、仕事に支障も出てくる。
上司や同僚は、一緒に仕事をしている仲間として、
どんなサポートをすればいいのだろうか。

1 働き盛りの「うつ」が増えている

「責任」が生まれてくる30代が危ない

最近、30代、40代の、いわゆる〝働き盛り〟の人がうつ病になるケースが増えている。この世代は課長などの役職につき、ノルマや責任も重くなる。部下も指導しなければならない。どうしても負荷がかかってくるのである。

たとえば部下が退職しても、会社はすぐに補充してくれるわけではない。そんなとき仕事の手当は、課長や係長やデスクがしなければならない。

一方で、決して景気が完全回復しているとはいえず、「課」や「デスク」へのノルマはきつくなる一方だ。さらに、かなりの企業が成果主義を導入し、30代、40代でリストラされる社員もいる時代である。

「産業医」などにメンタルヘルスケアを依頼するなど、それなりの対応をしている企業もあるが、実際のところ、まだまだ少ないと思う。

30代、40代は、まだ元気だから、少しぐらいストレスがたまっても「頑張れば何とかなる」と思ってしまう。しかし、うつ病を軽く見てはいけない。ストレスが限界点に達すると、うつ病は急に発症することがある。

仕事が手につかない、新聞が読めない、集中力がなくなる……。

同僚や上司、部下にそんな兆候が見られたら、うつ病ではないかと疑ってみよう。抑うつ状態が長期間続いたり、遅刻や欠勤が増えると、症状の軽重はともかく、うつ病あるいはうつ傾向になっている。何らかの対処が必要だ。

まず、うつ病に対する理解を示そう

メンタルヘルスにしっかり対応しており、「うつ病です」と言って長期休暇が取れる会社は、患者にとって〝恵まれた〟会社だろう。サラリーマンとして働いている人々の多くは、「うつかもしれない」と思っても、気軽に長期休暇を取れるわけではない。

私も、サラリーマン時代、思い切って長期休暇を申請したことがあるが、「わかった。では休め。ただ、お前の部署には今、こういう問題があるんだから、休んだらき

ちんと処理するんだぞ」

と言われて逆に落ち込んでしまった。そういう話を聞きたくないから休みたかったのである。あれから10年たったから、うつの社会的認知度も高まったとはいえ、落ち込み、集中力もなくなり、雰囲気も暗くなる病気なのだから、上司や会社は決して快く思わない。

さまざまなストレスで「うつ」になった知人がいる。どうにか仕事をやりくりして強引に3週間ほどの休暇を取った。しかし、休暇が終わったとき、こう言われたそうである。

「これだけ休んだんだから、もう言い訳はきかないぞ。しっかりやれよ」

これでは再びストレスの渦の中である。

だからあなたの同僚や部下がうつ病になったら、まず理解を示してほしい。2週間や3週間では治らない病気だということを——。すべてはそこからスタートである。

同僚が落ち込んだら、どう対応するか?

あなたの部下や同僚が「うつ」になった。このときの対応は、基本的にこれまで述べてきたことと同じである。

特別扱いせず、しかし病気であることを理解し、一定の距離感を持って接する。

相手を不用意に励ましたり、逆に、「大丈夫?」と過剰に心配してはいけない。

議論をふっかけてやり込めたりしない。

できる限り普通の人と同じように付き合い、「その仕事、やっておいたから」などと言わない……等々。


いわば、心配しつつ遠巻きに見ているぐらいでちょうどいい。

特別扱いされると、うつの人も身構えてしまうし、プレッシャーもかかる。しかしこの距離感を説明するのは、実はとてもむずかしい。人によって一概にはいえないからだ。

ただ基本は、「温かさ」だと私は思う。

「何とかしてあげたい」

「元気になってほしい」

と思うこと。そしてそれをさりげなく伝えることが大切になるだろう。

2 職場にうつ病の人がいるときは、どう接するか？

どう接すればいいか、本人に聞いてみよう

職場にうつの人がいると、周囲はものすごく気を遣う。最近はうつに関する情報が豊富になっているが、書籍や雑誌、テレビで中途半端な知識を得るため、

「頑張れと言ってはいけないのか……」

「仕事はどの程度にすればいいのか……」

などと、いろいろと思い悩む。

よく、「うつの苦しみは、なった人にしかわからない」と言われる。しかし、そう言われてしまうと、周囲は何もできない。結局、うつの人の心理状態が理解できないまま、時間ばかりが過ぎていくのである。

職場の人間もつらいのである。とくに、うつになった人が仲の良い同僚だとすれば、何とかできないか、力になれないか——と考えるのが普通だろう。

私は、理解できないのなら尋ねてみればいいと思っている。

「どんな言われ方をされると嫌か」

「要するにどういう接し方をしてほしいか」

「職場のみんなに何を望むのか」

「私に何かできることはある?」

ただし〝詰問〟してはいけない。やんわりと話を聞いてみるのである。

殻に閉じこもってしまう場合もあるが、うつの人が孤独感に苦しんでいるときは、堰《せき》を切ったように話し始めるかもしれない。

もし本人が、うつを恥ずかしい病気だと思っているようなら、うつは誰でもかかるありふれた病気で、きちんと治療すれば治ることを伝えてあげてほしい。

あまり腫れ物に触るように扱うと、過保護になる。たとえば本人に確認も取らずに仕事量を減らすと、「自分は必要とされてないのだろうか」と不安に思ったりするものだ。

大切な同僚が「うつ」になったら、じっくり話に付き合う

しかし単なる同僚以上に、一生付き合っていきたいと思う仲間は、大切にしなければならない。あなたがその同僚を大事に思っているのであれば、とことん話を聞いてあげてほしい。真剣に話を聞き、親身になって理解しようと努力してほしい。

わめいたり、泣いたり、イライラをぶつけてきたりするかもしれない。でもそれは、あなたが憎いわけではなく病気のせいなのだ。

そう考えれば、一緒にうつを治していこうという気持ちにもなる。うつによるマイナスのエネルギーを受けるのは決して楽しくはない。あなたもつらいと思う。しかし、同僚のことが大切であれば、しっかり受け止めてほしい。

その誠実さは、必ず相手にも伝わるはずだ。

気をつけなければならないのは、何度も触れてきた、うつ病特有の日内変動である。うつ病になると、朝がまったくダメだ。会社なんか行きたくない。だから遅刻や欠勤が増えてきたら、要注意である。

うつ患者のすべてがそうだとは限らないが、この傾向はかなり一般的なものだ。一説による

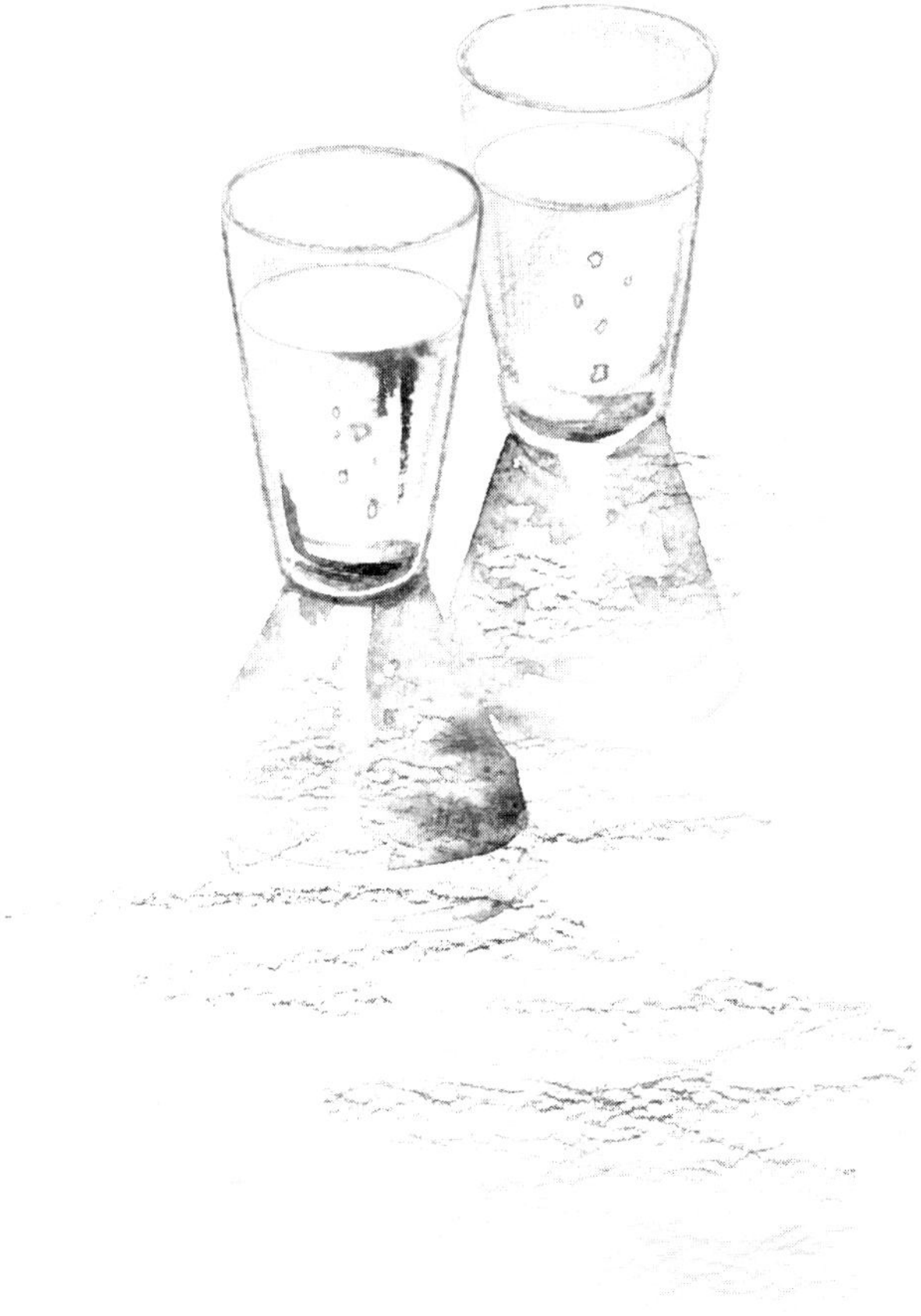

と、うつ病になれば睡眠の質が悪くなるため、スッキリと起床できないことが原因だといわれてもいる。

どよ〜んとした表情で何とか出社しても、午前中は仕事にならない。ミスも多い。ところが午後になると元気になり、夕方以降はバリバリ仕事をこなしていく。そのため、上司や同僚は、

「なんだ、悪くないじゃないか」

と思ってしまう。これは大変な誤解である。夕方以降元気だから、うつではない——とは思わないでほしい。そう思われることが、うつ病患者にとって大きな苦痛になる。

まして、それをはっきり口に出されると、居場所がなくなる思いになる。

「弱っちいねえ」

などと茶化すのは論外である。それだけは避けてほしい。

上司は、同僚へ配慮することも大切である

しかし上司となると、少し事情が違う。上司は、部下のさまざまなことを知っておく責任があるし、部下が病気になったら何らかの対応をしなければならない。

とくに「うつ病」の場合、会社の人間関係に原因があることが少なくない。場合によっては、

上司であるあなた自身が元凶になっているかもしれないのだ。

そのあたりを突き止めていくのも、うつ病の部下を持つ上司の責任だろう。


部下のうつ病がはっきりしている場合は、まず休ませる。休ませないまでも、仕事量を減らす。うつ病になる人は責任感が強く、生真面目で、融通がきかない。だから「休め」と言っても休もうとしないこともあるが、ここは上手に説得して休養を取らせよう。

軽症うつの場合は、残業などをさせず、仕事を軽くして続けさせればいい。急に仕事をなくすより、働きながら治すほうがいい場合もあるからだ。しかし、あまりにも症状が重いようなら、はっきり休職させるほうがいい。

そのとき会社に掛け合わなければならないかもしれない。それも、上司の役目である。

これからは、管理職になるような人には、メンタルヘルスについての一定の知識が必要だと思う。また、それを会社の風土として根づかせるように動かなければならない。

なお、休ませる場合は、きちんと医師の診断書を提出させたほうがいい。そして同僚たちに対しても、変に「疲れ気味だから」と取りつくろわずに、はっきり「うつ病で休職」と告げたほうがいい。

もちろんこのあたりは微妙で、うつ病は怠け病だと思っている人は、簡単には納得しない。

そこを説得できる上司でないと、部下も安心して「うつ病です」と言えないものだ。

「しばらく治療に専念させる。みんなも、うつ病になることがあるかもしれない。休職中は仕事面でフォローしてやってくれ」——とバックアップしてあげよう。

場合によっては、上司も一緒に病院に行ってもいいと思う。ただし、「病気かどうか疑っている」と思わせてはいけない。親になった気持ちで、「一緒に行ってもいいか?」と聞いてみるとよい。

もちろん、拒否反応を示すようなら無理をしてはいけない。

部下は本当にうつ病なのか、怠けているだけなのか

ただ、最近は「心がラクになる本」といった書籍が増え、誰もが良くも悪くも、「今日は、うつっぽくて……」などと口にするようになった。本当に重症で仕事ができないのなら仕方がないが、少し憂うつなだけで「うつかも……」と言う。

私は、こういう風潮にも問題があると思う。実際に、私が見ても「うつ病」とは思えない人が盛んに「うつです」と言っているケースも知っている。

上司は、部下が本当にうつ病なのかどうかも見分けなければならない。

すべてがそうだとは限らないが、一般的に、うつ病になると好きだった趣味にも興味が湧かなくなり、自分を激しく責めるようになる。自殺願望も生まれる。

もし「うつ病」だと〝自称〟している部下が、休日になると生き生きと趣味に興じていたり、プライベートではほとんど抑うつ傾向が見られないようなら、それは職場に合ってないか、単に怠けているだけかもしれない。

ただし152ページでも触れた日内変動については、理解しておいてほしい。遅刻ばかりしていても夜の飲み会では元気になるから「怠けている」、とは言えないのである。

しかし日内変動は、すべての人に当てはまるわけではない。午前中は調子がいいけれど、夕方はダメ、という人もいる。試しに本人が「うつ」だと言っている時間に、部下の好きな趣味の話をしてみるといい。生き生きしてくるようなら、疑いを持っていい。

もちろん、仮にうつ病ではなくても、他の心の病である場合は多いから、対応は慎重にしなければならない。「うつ病ではない＝怠け」ともいえないのである。

3 うつは、ある意味で「人災」かもしれない

こんな上司が、部下のストレスの原因になる

先ほど書いたように、働く人たちには、さまざまなストレスがかかる。ノルマ、仕事のトラブル……等々。しかし最も大きなストレスは、職場の人間関係だと思う。

私がサラリーマンをやめた理由のひとつにも、それはあった。「上司」との価値観の違いである。いま思えば、何とでもなりそうな違いだが、40代前半の私には、「上司に合わせる」という柔軟性がほとんどなかった。

逆にいえば、だからこそ「うつ病」になったのだが、これは「ニワトリが先か卵が先か」という話になる。

しかし、明らかに上司が原因で部下がうつになっているケースは多い。私は職場における部

下のストレスをチェックするのは、上司の役目だと思っている。さらにいえば、部下がストレスをため込む場合、その責任の半分は上司にもあると思う。

部下にとって「イヤな上司」「ストレスのたまる上司」とは、どういうタイプだろう。

①部下の良いところを見ず、欠点を見つけて叱る
②みんなの前で罵倒する。相手（部下）の立場を無視する
③指示や言うことが一貫せず、すぐに変わる
④「任せた」といって丸投げしたり、あるいは雑用ばかりやらせる
⑤能力以上のノルマを課したり、遅くまで残業させてもねぎらいの言葉をかけない
⑥自分の価値観を絶対的なものとして押しつける

これは上司に限ったことではないかもしれない。あなたの周りにこういう人がいれば、後輩でも同僚でも、付き合うだけでぐったり疲れるはずだ。

あなたは、思い当たることはないだろうか。

高圧的な上司が「うつ」を生み出すことも多い

知り合いの会社の部長は、非常に前向きの人だった。だから自分にも部下にも厳しい。ただ

その厳しさが尋常ではなかった。

「ばかやろう！」

などの罵倒は当たり前。終電ギリギリまで残業をさせたあとも、「お疲れさん」の言葉もない。あげくは、

「お前がいるからオレの立場も悪くなるんだ」

となじる。私は彼の下で疲弊していった人を、何人も知っている。そのうち何人かは、精神的に疲れ切って退職していった。おそらく、うつ病だったと思う。


こうなると完全なハラスメントである。実際に口に出さなくとも、わざとむずかしい仕事をさせたり、悪意のある発言をする上司もいる。

精神的にタフな人なら、「バカな上司だ」と無視もできるだろう。しかしそういう人はあまりいない。現在、職場でうつになっている人の多くは、「上司に原因がある」といってもいいのではないだろうか。うつにならないまでも、精神的に疲れ切って辞表を出すかもしれない。企業としては大損失である。

仕事ができない上司と、できすぎる上司

意外とストレスがたまるのが、「仕事のできない上司」「仕事ができすぎる上司」である。

前者の場合は、部下の仕事が正しく評価されなかったりするだけでなく、部下にしてみれば、

「なんで、こんな人に使われなくてはならないんだ」

という不満がたまる。

後者の場合は、「できすぎる」というより、「冷徹な上司」と言い換えたほうがいいかもしれない。部下がすることに対して冷たく理詰めで、

「それは、こういう理由だからダメ」

と言い切る。仕事ができすぎても、兄貴分、姐御のような温かみがあればいいのだが、スキルトレーニングマシンのようになってしまっては、部下も息が詰まる。

私は個人的に、「上司は何でもできるバカ殿様」がベストだと思っている。技術系にしろ営業系にしろ、仕事のスキルは抜群のものを持ち、部下はそれを認めている。しかしそのことをひけらかさず、一見、ぼーっとしているようにさえ見える。

このような上司の下では、部下は伸び伸びと働くものだ。上司が原因でうつになるようなこともない。それにこういう上司は、そもそも部下の意見を最大限に尊重しようとするから、部下のモチベーションも上がる。

もちろん、あくまで〝理想〟なのだが……。

4 部下の「サイン」を見逃すな

上司や同僚によるハラスメントはないか？

私にはサラリーマン時代、部下の一人がうつ病で退職するという苦い経験がある。もちろん表面上は「うつ病による退職」ではなく、「一身上の理由」だったが、彼は心療内科に通い、抗うつ薬を服用し、精神的に疲れ切っていた。

原因は、同僚による〝いじめ〟にも似た対応である。168ページでも詳しく説明するが、これが「モラルハラスメント」というものだ。

もちろん彼の側にも責任はあった。非常にコミュニケーションの下手な人間で、仲間の輪に加わってこなかったし、マイペースで遅刻なども多かった。

そういうことが重なり、同僚は彼を良く思わなくなっていった。本来ならこのとき、上司である私が何らかのフォローをしなければならなかった。しかし、当時私はすでに軽症うつになっていたため、二人で「薬」の話題で盛り上がってしまったのだ。私自身、どうしていいかわからず、そういう話で茶化してしまったのだと思う。

「精神安定剤は何を飲んでるんだ？」

「デパスです」

「へえ、けっこう効くだろ」

――これでは何の解決にもなってない。

私は、彼のうつ状態の原因である同僚たちの対応、そして彼自身の考え方や行動について考えなければならなかった。たとえば彼をあからさまに非難している同僚と話をするとか、やるべきことはいくらでもあったはずだ。

しかし私は、それをしなかった。今でも悔やんでいる。

上司は部下に仕事のスキルを教えるだけではいけない。時には家族のように見守ることも大切だし、部下が病気になったら回復のために努力もしなければならない。あなたは、それができているだろうか。

ホンネは「うつは弱い人がなる」と思っていないか？

上司にしてみれば、部下は前向きで元気で働いてもらったほうがいい。さすがに最近は、うつになった部下に、「しっかりしろ！」と怒鳴る上司は少なくなったが、それでも、「ビジネスには苦しいことも多いんだから、耐えて頑張るべきじゃないかな」という考えの上司だと、つらくても部下は上司に頼ることができない。うつが問題になるようになって、「しっかりしろ！」とはっきり発言する上司は少なくなったが、大事なのは「思っているかどうか」なのである。

部下は上司のそういう気持ちを、敏感に察知するものである。

部下がうつになったとき、支えてくれ、受け入れてくれる上司かどうか——。あなたはどうだろう。

「苦しいことに耐えて頑張るべき」というのは、まさに正論である。上昇志向の強い人は、どんどん頑張る。上司としても、部下にそうあってほしいだろう。

しかしうつは、「頑張れなくなる病気」なのだ。上司としてもつらいだろうが、いったん部下の気持ちになって考えてみよう。もし本当に病気なら、じっくりと話をして何が原因かを聞いてみてほしい。

もしかしたら、あなたが原因になっているかもしれない。原因にならないまでも、「この上司のもとでは、病気は回復しない」と思っているかもしれない。それはたとえば、今、書いたように、うつ病についての知識はありながら、ホンネのところでは、「うつは、弱い人間がなる」と思っている上司である。このような上司は、もともと部下に厳しいし、ドライな側面もある。

あなたが部下のことを本当に大切に思っているのであれば、親身になって接してほしい。ただしこれも、相手が求めてくれば、である。何も言われないのに、「何か悩みはあるか？」などと聞く上司だと、かえってうっとうしく感じてしまう。

一般的に部下は上司に「温かみ」を求めているものである。もちろん、すべてがそうだとはいえない。「強さ」を求めている部下も多いだろう。しかし少なくとも「冷たい」上司が好きだという人に、私は会ったことがない。

5 大切な社員を「うつ」から守るには？

職場に「セクハラ」「パワハラ（パワーハラスメント）」はないか？

職場はストレスのたまり場でもある。それは、多くの人間が集まるところには、人間関係などによる悩み（ハラスメント＝嫌がらせ）が生じやすいからだ。

典型的なものが「セクハラ（セクシャルハラスメント）」だろう。さすがに最近は女性蔑視の職場は減ってきているが、それでも女性が嫌がるようなことを、無意識のうちに口にする上司や男性社員は少なくない。

ただ、セクハラに限らずハラスメントの問題は、「された側がどう感じるか」であって、上司がセクハラ的発言をしても女性社員が嫌がらないのであれば、それはそれで、ひとつの〝職場風土〟でもある。逆に、上司や同僚はまったくセクハラをしているつもりがないのに、女性社員は「差別されている」「蔑視されている」と感じるケースのほうが多いかもしれない。

かつては、体育会系営業部長などがガンガン怒鳴り散らしたり灰皿が飛んできたりする時代もあった。職権をちらつかせて嫌がらせをする上司もいた。これがいわゆる「パワーハラスメント」である。しかし最近は、それも少なくなってきているようだ。

「少しでも強く言うと辞めてしまうから、最近はおとなしいものですよ」

以前、モーレツ営業マンだったある部長は、そう言って笑う。しかしそれでもまだ、高圧的な上司はいるものだ。

少しぐらい口調がきつくても、一方で温かみが感じられれば、部下はストレスがたまらない。もっともこのあたりは、〝相性〟も関係してくるだろう。「強い」上司を求める部下もいれば、「温かい」上司を求める部下もいる。前向きな部下もいれば、ネガティブな部下もいる。

これらをどのように組み合わせるかが、ポイントになるかもしれない。

ともあれ――。
仮にこのようなハラスメントが理由で、社員が辞めたとしよう。最近の若い者は我慢できない、と思ってはいけない。はっきり「上司がきつくて……」と言わなかったとしても、会社は辞めた原因をしっかり調査すべきだと思う。

意外と怖いのが「モラルハラスメント」

こういったハラスメントに加え、最近問題になっているのが、「モラルハラスメント」である。これはセクハラやパワハラと違って非常にわかりづらい。要するに、言葉や態度による暴力である。無視する、小さなミスをからかう、連絡すべきことをしない……等々。いわば「いじめ」に近いものだ。これを毎日続けられると、精神的に参ってしまう。162ページで書いた、私の昔の部下の場合もそれに近かった。

このレベルのハラスメントは、単発的に行なわれるのであれば、そんなに大きな問題はない。する側が意識して（悪意を持って）継続的に行なうことが問題なのだ。

定時で帰ろうとする人間に、

「いいよなあ、お前は暇で」

などと言ったりする職場風土になってはいないか。逆に、毎日のように上司の飲み会に付き合わされていないだろうか。

職場のうつ病をなくすのは企業の責任でもある

ハラスメントだけではない。噂話が好きな人間が集まっている職場だと、プライベートなことが丸裸になる。仕事とプライベートは、ある程度一線を引くべきだろう。愚にもつかない噂話でも、頻繁に行なわれていると本人の耳に入る。

案外こういうのは、経営者自身がよくいえば好奇心旺盛で、社員の個人的な問題に立ち入ろうとする職場風土から生まれていることが多い。


うつになりやすい人間は、本来なら仕事熱心で意欲も旺盛なはずだ。そういう人間がうつになると、仕事の効率は著しく下がる。有能な社員であればあるほど、会社の業績にも悪影響を及ぼすだろう。もし辞めていくということになれば、大損失である。

経営者は職場の人間関係を、注意して見ておくことである。そして複雑な人間関係になっていれば、

「人間が二人集まるとトラブルが起こるからなあ」

などとのんびり構えたりせずに、できるだけ〝シンプル〟な人間関係で構築されている組織をめざすことだ。


たとえば、上司にすべき人間は、誰が見ても有能な人間にする。

深刻になりやすい人間は、あまり前向きすぎる上司にはつけない。

極端な成果主義はとらない。

管理されるのが嫌いな人間とはじっくり話し合う。

自由にさせるのもいいが、社内の反感を買わないようにする……等々。

——もちろん、中小企業や同族会社では、無能な二世が取締役になって権力をふるうなどのケースは多い。それはある意味で、日本の企業風土からすると、どうしようもないことなのかもしれないと思うこともある。

しかし、そういったさまざまなことが社員のうつにつながっているとすれば、経営者は何らかの対策を講じるべきだろう。

日本の企業も、今、新たなステージに入っているのかもしれない。

［第5章］一緒に「うつ」を治していこう

うつはつらい。しかし、その家族や友人もつらい。
けれども大切に思っているのであれば
「一緒に治していこう」と考えよう。

1 とにかく、すべてを受け入れよう

「この人は病気なんだ」と、まず思おう

大切な人がうつになったら、怒ったり批判したり励ましたりせず、悩みやイライラも受け入れよう——と何度か書いてきた。しかし、受け入れるだけでは病気は良くならない。この章では、あなたがサポートしながら、うつをどう撃退していくかを考えてみたい。

うつになると、精神状態は非常に不安定である。だから大切な人との間にケンカや言い争いが起きたりする。あなたは相手に対して、「そこまで言わなくても……」と怒りを覚えるかもしれない。

しかし、あなたが原因でうつになったのでなければ、〝敵〟は病気である。大切な人の様変わりように腹を立てても、病気は治らない。

「彼（彼女）は病気なんだ。私は何ができるだろう」

と考えたほうが、自分のすべきこともはっきりしてくる。本当の意味で、うつを受け入れるとは、そういうことなのである。

あまり一生懸命になりすぎてもいけない

これも、ここまで書いたことの繰り返しになるが、非常に大切なことなので、あえてここでも触れておきたい。つまり、

「何とか私が治してあげよう」

などと必死にならない、ということである。治すのは医者やカウンセラーだと割り切り、あなたは「治るのをサポートする」というスタンスをとってほしい。

そうしないと、うつ患者のマイナスのエネルギーをまともに受けることになり、あなた自身も疲れ切ってしまう。その結果、あなたまでうつになる、というケースは多い。

うつになるとイライラのあまり、家族や友人に対して無神経な接し方をすることがある。

「余計なことはしないでくれ」

「私のことは、誰もわからない」

などと突き放されると、「治してあげよう」と思っている場合はどうしていいかわからなく

なる。しかしサポートするというスタンスをとっていると、

「何が手伝えるだろう」

と自然に思えるようになる。あくまでケースバイケースなので一概にはいえないが、夫婦など非常に近い関係にある場合は、「何をしてほしいか、何ができるか」をはっきり聞いてみるべきだろう。

「私はあなたのことを大切に思っている。元気になってほしい。だから、あなたの考えや、私にしてもらいたいことを言ってほしい」

相手に強く質問するのではなく、なるべく相手が元気な時間を見計らって、さりげなくそう言ってみるといいかもしれない。

自分を変えようと思わなくていい、と伝えよう

うつが長引いている場合は、どうすればいいだろう。

とくに軽症うつは長引くことが多く、このまま一生、憂うつな気分を抱えたまま生きていかなければならないのかと思うと、自分の性格に嫌気がさすこともある。

うつになると自分を否定するようになる。「気にしすぎる」「優柔不断だ」「くよくよしてばかりだ」「真面目すぎる」……と。そしてそんな自分を変えてしまいたくなる。

しかし、うつになるような人はもともと誠実で真面目で思慮深い。

「無理に自分を変えなくていい。それはあなたの個性なんだから」

あなたには、相手にそういうことを言ってほしい。

おそらく、うつの人は実は自分の性格を嫌いではないはずだ。それでもそんな性格が、うつの原因にもなっているのだから変えなければならない。しかし本当は変えたくない……そんなふうに自己否定と自己肯定を繰り返しているかもしれない。

私自身、そういうところがあるというだけで、みんながそうだとは限らないだろうが……。

いずれにせよ、うつの人はかなり不安定な精神状態にあるし、もともと考え込む性格の人が多い。仮にその人が自分の性格に嫌気がさしていても、そんなふうに自己否定してしまう自分もまとめて好きになればいい――と言ってあげるだけで、かなり気分的にラクになるはずだ。

そもそも人間の性格は、簡単には変わらない。しかし「ものの考え方」は変えることができるはずだ。

性格を変えようとするから、無理が生じるのである。

いったん自分のすべてを認めて、その上で時間をかけて焦らずに、「どちらかというと損な考え方」を少しずつ変えていけばいい。

「一緒にそれをやってみようよ」

あなたには、そう言える資格がある。彼（彼女）を誰よりも愛しているはずだから。

2 薬の飲ませ方、生活リズムの整え方は？

そもそも、薬でうつは治るのか？

うつ病が非常に日常的な病気になった一方で、「うつが長引くことによる薬物依存」という問題が出てきた。私も軽症うつ状態が10年ほど続いているのだから、立派に遷延化《せんえん》（長引くこと）していることになる。

そんな中、「うつは薬物治療では治らない」といった主旨の本も出版されるようになった。基本的な考えは、私も同じである。もちろん、何が原因でうつ病になったかにもよるが、環境や状況が原因のストレスがうつにつながっている場合などは、環境や状況を変えるか、考え方そのものを変えないと、うつはなかなか治らないと思う。

このことは、何度も書いてきた。

しかし、薬に頼らざるを得ない人がいることも忘れてはならない。なぜなら「うつ病」ということになれば、会社が「できれば辞めさせたい」と考えても不思議はないからだ。

いくら「怠けているわけではなく脳の病気」だとわかっていても、企業は元気で前向きの人間を使いたい。それを感じるから、会社には内緒で精神科に通い、抗うつ薬などでしのいでいる人は、かなりいると思う。

たしかに薬ですべてが解決できるわけではない。しかし現実には、うつに苦しみながら「うつ病です」と周囲に告げることもできず、「どうも自律神経が狂っているんですよね」程度の言い方で、薬によって何とか日常生活を送っている人は多いのだ。

それでも、うつになった最初は薬が効果的

第1章でも触れたが、うつ病の初期には薬が最も効果的だ。だからあなたの大切な人には、「早く、薬をやめるようにしないとダメだよ」

とは言わないでほしい。もちろん、何年も飲み続けている場合は、「早くやめられる方法」を一緒に考えるべきだろうが、うつになったばかりのときは、薬を悪者にしないでほしい。

医師に言われた量の薬をきちんと飲み続ければ、うつは〝いったん〟回復する。しかし、回復したあともしばらくは飲み続けないと再発率は高いといわれる。だからうつ病になったら、「薬を飲んで治すのだ」と、まずはあなたも思ってほしい。

その間、睡眠薬や抗うつ薬はあなたが管理したほうがいいだろう。本人には2〜3日分だけ渡すようにし、それをきちんと服用してるかどうかを見守ってほしい。

抗うつ薬などは副作用があり、つい服用をやめてしまう。逆に、効かないからと飲みすぎてもいけない。どうしても副作用がつらいようなら、医師と相談して、量を調整したり種類を変えてもらうといい。

そういう意味でも私は、サポートする人が担当医と親しくなっておくべきだと思っている。

長く飲み続けている場合は、徐々に減らすことを考えよう

では、薬はいつまで飲まなければならないのだろうか。

ストレスが原因でうつになっているとしたら、そのストレスを引き起こしているものを取り除かなければ、すぐに再発するだろう。再発すると、また薬を飲む。そしてまた回復する。しかしまた再発する……こんなふうにして、長引く軽症うつが増えていくのだ。

薬がないと日常生活が送れない、というのでは「治った」とはいえない。

「一生、うつと付き合ってもいい、ゆっくり治せばいいのだ」と開き直っている私でも、ホンネはできれば早く治したい。薬も減らしたい。

それには、うつになりやすい性格や考え方を少しずつ変え「ストレスに対する耐性」を強く

するなどの努力をしなければならない。とくにストレス性のうつ病の場合、薬ではなく別の方法で症状を軽くし、その上で医師と相談して薬を減らすようにしたい。

薬を飲むことに罪悪感のようなものを持ってはいけないが、一時期私は、まるでサプリメントを飲むように薬を飲んでいた。薬というものは、長い間服用していると、どうしても量が増えてくる。増えても副作用などが出なくなるため、「薬を大量に飲み続ける危機感」がなくなるのである。

もちろん、少量であれば一生飲み続けてもいいと思う。たとえば私の父は10年前に軽い狭心症になり、その後ずっと薬を飲み続けている。10年間なんの発作もないし、とても元気だから薬をやめたいらしいが、主治医の先生は「安心薬みたいなものだから」と、わずかな量の処方箋を書いてくれている。

うつ病も同じである。ごく少量の抗不安薬と抗うつ薬を飲み続けるぐらいであれば、ことさら騒ぐこともない。問題なのは量が増えることだ。主治医は、簡単に投与量を増やす医師ではないだろうか。もしそうなら、転院を選択肢に入れてもいいかもしれない。

生活リズムの改善に取り組もう

おそらく、うつ病が長引いていると、生活リズムがかなり狂っているはずだ。それが睡眠障害などを慢性化させ、ますます治りにくくさせている。

だから生活のリズムも、症状が重いときは夜型でもいいが、やはりいつかは朝型に変えるのが望ましい。

そうした「生活改善」に取り組むときには、家族の協力があったほうがいい。いま私は、徐々にそういう改善に取り組んでいるところだが、妻がいろいろ工夫してくれている。

たとえば薬を減らすために、彼女は洗面所の隅に小さなタッパーを置いた。薬を飲んだら、カラのシートはそこに捨てるようにね、というわけだ。1週間後、そのタッパーが満杯になった。自分がたった1週間でこれだけの量の薬を飲んでいることに愕然とし、徐々にでもいいから量を減らそうと思ったのはそれからである。

ただし薬を減らすときは、必ず主治医に相談すること。

さらに今年の初め、二人で、

「今年は二人で週に4日、1時間歩く」

ということを決めた。うつが重くなると外出したくなくなるから、どうしても体力が落ちる。そうなると元気もなくなり、うつもなかなか治らない。とくに軽症うつが長引いている場合などは、その状態に〝慣れて〟しまっているから、ある程度、周囲がお尻を叩いたほうがいいかもしれない。

うつになると、自己管理ができなくなる。自己管理のための精神力が不足するのだ。あなたは多少面倒かもしれないが、患者の代わりに生活リズムを管理してあげよう。

うつ病が厄介なのは、睡眠障害や日内変動により、生活の質が落ちてしまうことだ。中高年になるとそれが、メタボリックシンドロームにつながっていく。若い人の場合でも、肥満になったり激ヤセすると病気になりやすくなる。


よく、糖尿病のことを「全身病」ということがあるが、うつ病もあまり長引かせると体力の低下や精神活動の不安定さを招き、さまざまな身体的症状を引き起こす。

うつ病が慢性化しているが軽い場合は、薬物療法から「認知療法」（57ページ）にシフトしていくことも考えていいだろう。うつ病初期の頃は、認知療法に取り組むのがつらいのだが、軽くなってくると認知療法もあまり苦ではなくなる。

いろいろな書籍があるが、最もしっかりしていると私が感じたのが、『いやな気分よ、さようなら』（デビット・D・バーンズ著／星和書店）という本である。

3 自殺だけは絶対にさせてはいけない

症状が軽くなった回復期がいちばん危ない

うつ病はつらい病気である。しかし、抑うつ感や不安感に襲われ続けていても、生きていればまだいい。うつ病が恐ろしいのは、自殺願望を伴うところなのである。

うつになるきっかけはストレスだったり親しい人の死による喪失感だったりするが、いずれにしても「うつ病」になると多くの人が「死んでしまいたい」と思う。理由など、どうでもいいのだ。とにかく、わけもなくむなしく、わけもなく死にたくなる。

私自身、何度もそういう気持ちになった。軽症うつ状態が続いている今でも、何か強いストレスがかかったりすると症状が重くなり、「このまま病気になって死ねないものだろうか」と考えてしまうことがある。いわば、緩慢な自殺願望である。

日本では、年間3万人もの人が自殺しており、その何倍もの未遂者がいるという。そのうちのかなりの部分を、うつ病患者が占めているともいわれる。

あなたの大切な人が自殺することだけは、何としても避けなければならない。

自殺は、実は回復期や軽いときのほうが多い。本当に重症になると、「死のう」という元気すらなくなる。ところが回復期になると、抑うつ感や不安感は残っているのに行動のエネルギーだけが復活してくるのである。

周囲は、「だいぶ良くなったみたいだ」と安心してはいけない。良くなったようだが、言動がおかしかったり、急にふさぎ込んだりするようだと、自殺の危険性はかえって高い。

しばらく元気になったけれども、ここ数日おかしい。再び以前のように落ち込むようになった。イライラしたり、落ち着かずそわそわするようになった。ぽつりと「死にたい」とつぶやいたりする……。こういう兆候が出たら、危ないと思おう。

自殺のサインを見逃してはならない

とはいえ、

「これから私は死にます」

などと宣言して、みんなの前で自殺する人は、まずいない。周囲が自殺のサインを見逃さないことが、何よりも重要になる。

自殺する人は、その前に何らかのサインを出していることが多いという。たとえば、急にあなたを頼るようになったり、心細げになったり、生活リズムがそれまでにも増してメチャメチャになったり、それらしきメモを残したり……というように。

もし、「危ないかもしれない」と思ったら、注意してそばについてあげてほしい。

そして、すぐに主治医に連絡したほうがいい。診察時間外でも気にすることはない。取り越し苦労になるかもしれないが、最悪の結果を招くよりはずっといい。

場合によっては、精神科のある大きな病院の救急外来に飛び込んでもいい。嫌味や苦情を言われるかもしれないが、死なれるよりはましだ。

あなたは、主治医の連絡先を必ず覚えておいてほしい。できれば自宅の電話番号も聞いておいたほうがいいかもしれない。自殺が心配で目が離せなくなったら、あなたの手には負えない。入院の手続きを含めて、医師への連絡をすみやかに行なおう。

「死にたい」と言ったら、とにかく話を聞いてあげよう

もし、彼（彼女）が、「死にたい」と言ったり、パニックに陥ったり、自傷行為を繰り返すようになったら、決して非難してはいけない。たしかに自殺は、周囲の迷惑を考えない行為で

はあるが、本人はそんなこともわかった上で、死にたいと思っている。

それは、逃げているからでも弱いからでもない。

うつ病という病魔に冒されているのである。

「私はあなたを大切に思っている。あなたが死んだら、私はつらくて悲しい。あなたを失うことだけは、絶対にイヤだ」

強い口調ではなく、静かにゆっくりと、そのことを告げてほしい。そして、相手が納得するまで話を聞いてあげてほしい。コメントを言う必要はない。聞くだけでいいのだ。

そして相手の気持ちが落ち着いたら、

「決して自殺だけはしないでほしい」

と、はっきり伝えよう。彼（彼女）があなたのことを大切に思っているのであれば、それだけで自殺のブレーキになるはずである。


私は結婚して4年足らずだが、その間に2度ほど重いうつになったことがある。そのとき妻は私に、「自殺はしないと約束してほしい」と言った。

つらいとは思うが、妻はうつである私をサポートしてくれている。そんな妻を遺して死ぬわけにはいかない――それが私の生きる支えにもなっている。

4　ゆっくり治せばいい、と思わせよう

あなたまで焦ってはいけない

うつ病は、とにかく苦しい病気である。わけもなく憂うつになり、消えてなくなりたくなる。そしてだるい。だから1日でも早く治したいという気持ちになるのは当然のことだ。とくに軽症うつが長引いている場合は、いわば〝低空飛行〟を続けているようなものだから、毎日が不安である。

そのため、どうにかして治したいと焦る。あなたも同じように焦るかもしれない。

しかし、くどいようだが絶対に焦ってはいけない。本人はともかく、あなたまで焦ってしまっては、うつは二人の人生にへばりついてしまうだろう。気長に、うつと付き合うぐらいの心づもりでやってほしい。焦りは決して、いい結果を生まない。

早く治って楽になりたいからと、医師の指示を守らずに薬をやめたり飲みすぎたり、あるいは「思考改造が必要だ」とばかり、自己流の認知療法に取り組むと、無間地獄にはまってしまう。治らなくても何とか生活できているのであれば、

「今は回復期間中だ。無理をしないでのんびりやろう」

ぐらいのスタンスでちょうどいい。いわばリハビリ期間中のようなものだから、じっくりと〝うつになりにくい考え方〟に変えていこう――と考えよう。


認知療法は、ストレス性のうつ病には非常に有効だと思う。しかし、きちんとしたカウンセラーなり精神科医の指導のもとでやらないと、「自分を変えなければ」ということが逆にプレッシャーになる。

薬を減らすには認知療法がいいかもしれない――と、あなたが認知療法の本を買い込んでくることと自体は、いいだろう。しかし、あなたが、彼（彼女）を治してあげようと思っても、それは無理なことである。

うつを治す〝魔法〟はない

つらい思いをしている彼（彼女）は、手っ取り早い特効薬を欲しがる。

スーパードクター、奇跡の薬、手品のように治る療法。しかし、一時期、奇跡の薬といわれ

たＳＳＲＩも、決して特効薬などではないことがわかってきた。

そもそもうつ病は、脳の病気ではあるが、同時に「心の病気」でもある。セロトニンの分泌異常をコントロールするだけでうつが治るのであれば、ＳＳＲＩなどの抗うつ薬が間違いなく効くはずだ。それが効かないのは、いわゆる適応障害からくるうつ病が増えているからだと私は思っている。

「脳の病気」というと、脳腫瘍のようなものをイメージし、「心の動き」とは無関係に起こるものだと考えてしまう。しかし、激しい心の動揺などが脳のホルモン異常を引き起こすのだから、やはり「心の病」なのである。


とくにストレス性のタイプのうつ病は、「心の疲労」である。しかも疲労は蓄積してしまっている。

「少しぐらいうつ状態になったり落ち込んでもいいんだよ。気分がいい日もあるんだから、それを繰り返しているうちに落ち込み方も小さくなるよ」

気休めかもしれないが、そう言ってあげてほしい。

長引いている人は長期戦であわてずに！

軽症うつが長引いているような人には、どういうふうに接すればいいだろう。

これはあくまで私の経験でしかないが、軽症うつが長引いている人には、さらに「気長に休めばいいよ。自然体で……」と言ってあげるほうがいいと思う。

そもそも長期化しているということは、慢性化しているということ。数年かかってしみついたものは、数年かかって治せばいい——そう思ったほうが気持ちはラクになる。

今年の初めに私は妻と、

「6月末までに、朝型に変える」

という、のんびりした目標を立てた。うつになると夜型になりがちで、とくに私のような自由業だとサラリーマンのような「出社時間」もないから、どうしても朝ダラダラと眠ってしまう。同じ自由業でも朝型で規則正しい人は多いから、要は私の自己管理の問題である。

これを一気に朝型に変えようとすると、どうしても苦痛が生まれる。そこで少しずつゆっくりと、半年かけて、「せめて朝9時には起きる」という、サラリーマンが聞いたら怒り出しそうな目標を立てたのである。

性格や考え方を変えるのも、2年計画、3年計画でやればいいと思う。そうすれば、うつに対する抵抗力のようなものがついてくる。

事実、私は最近では、どうしようもなくなるほどのひどいうつにはあまりならなくなった。

5「完璧主義」をなくさせるには?

「少しぐらい、いい加減でいいんだよ」と言ってみる

すべての人がそうだとはいえないが、うつになる人の多くは大なり小なり「完璧主義」の人が多い。私は自分では〝雑〟な性格だと思っているけれども、周囲からは「頑固で融通がきかない、完璧主義」だといわれることが少なくない。

しかし人間は、完全な存在ではない。ミスもするし、足りない能力もある。ミスをするたびに落ち込んでいたら、ストレスはたまるばかりである。

一般的に完璧主義の人は仕事もできるし、プライドも高い。しかも、自分に厳しい。だから、自分はこうあらねばならない、という意識も強い。「私は完璧主義ではない」という人もいるかもしれない。それでもその人は決して、「自分はいい加減だ」とは思っていないはずだ。

目標を高く掲げるのは、素晴らしいことだ。しかしいつも「こうすべきだ」と考えると、それがプレッシャーになっていく。時には「いい加減」になってもいいのではないだろうか。

私はいつも父に、こう言われる。

「お前は、自分はこんなにいい加減にやっていいんだろうか、と思うぐらいでちょうどいい。それでも普通の人間より、立派にちゃんとやっている」

父は私の性格を知って、そう言っているのである。もしあなたの大切な人が、「〜べきだ」という考え方の強い人なら、同じようなことを忠告してみよう。

もっとアバウトに生きてみようよ——と。

いい加減にやりすぎて他人に迷惑をかけたり、仕事で失敗してはよくないが、おそらくそんなことはないと思う。彼（彼女）は、きっと、律儀で真面目で優しい性格であるはずだ。だから簡単にミスを冒すようなことはないだろう。

一緒に趣味を楽しもう

完璧主義の人は、自分が本当にしたいことや関心のあることを閉め出してしまう。

病気は、いいきっかけだと思おう。あなたは、彼（彼女）と一緒に、彼（彼女）の好きな音楽や映画やスポーツを楽しむ方向に持っていってほしい。大切な人は、たぶんあなたと一緒に

何かを楽しみたいと思っているはずだ。彼（彼女）が嫌がらない程度に、

「一緒にやろうよ」

と誘ってみてほしい。趣味を持つことは、ストレスの解消に良いことはいうまでもない。また、生活の質を下げることも防げる。本当に楽しい人生とは、「自分のやりたいこと」を思う存分できる人生のはずだ。

もちろん、理想どおりにやりたいことができないかもしれない。しかしそれでも、うまく調整すれば趣味の時間ぐらいつくることができる、と思うようにしたい。

私はサラリーマン時代、管理職になったとたんに胃腸を悪くしたり、うつ病にもなった。管理職になったら責任も増えるし、好きなこともできない、仕事もきつくなる――そう考えるだけで憂うつになっていった。

私はその頃、「自分は管理職には絶対に向いていない」と思い込んでいた。しかし今になってみると、人に仕事を教えるのが好きだし、案外、向いていたのではないかと思う。

あの頃、そういうふうに考えることができたら、自らを追い込むようなこともなかったかもしれない。また、「あなたは大丈夫。管理職の仕事もできるよ！」と言ってくれる人がいたら、ずいぶん違っていたかもしれないとも思う。

大切な人の考え方の〝癖〟を変えてあげるのも、あなたの役目なのである。

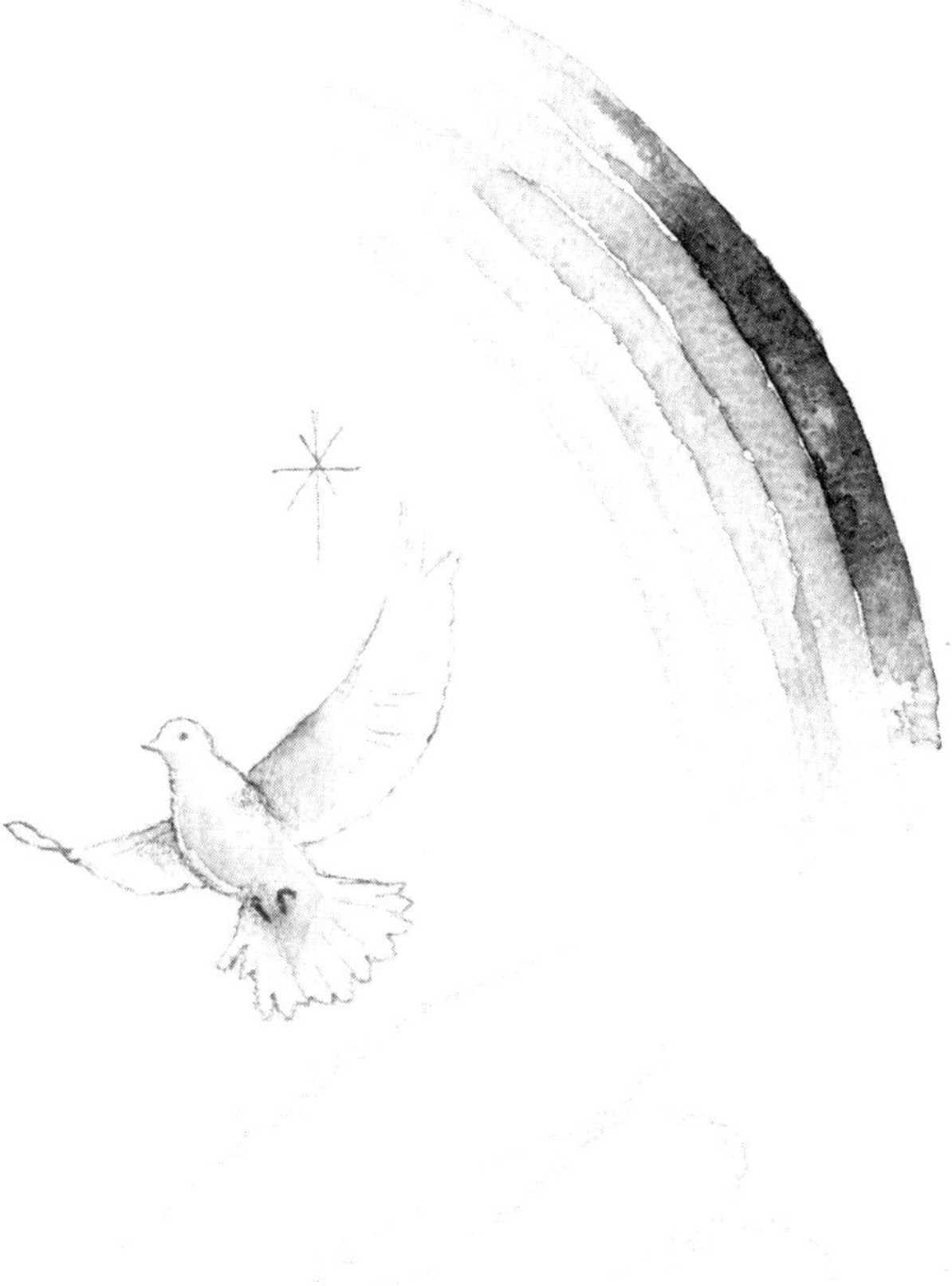

6 ものごとに優先順位をつけてあげよう

判断力や決断力が鈍るから、サポートしてあげる

うつ病になると、とにかくエネルギーが低下する。クルマでいえばガス欠状態である。思考力も決断力も判断力も鈍るから、それまでテキパキできていたことも、モタモタするようになる。ものごとの優先順位がつけられないのだ。

うつ病になるような人は、もともと仕事ができる人が多いが、いろいろ抱え込んでしまうため、優先順位をつけるのが下手である。それがうつになると、さらに、「自分はダメだ」と考えてしまうようにもなるのだ。

そういうときは、あなたが優先順位をつけてあげよう。もちろん本人にもそれなりのプライドはあるから、「こうしなさい」と言ってはいけない。

「これ、別に明日でもいいから、今日はこっちだけやっておこうよ」
というような言い方だろうか。

また、二人でできることをリストアップし、それらに二人で優先順位をつけていってもいいかもしれない。これを何度もやっているうちに、彼（彼女）も優先順位をつけてやるべきことをこなしていけるようになる。

できることから片づける習慣をつけさせる

私は、ものごとの優先順位をつけるのは下手ではない。とくに紙などに書き出さなくとも、だいたいスムーズにものごとをこなしていける。これはおそらく、「編集」という非常に雑事の多い仕事を長年、続けてきたためだろう。

ところがそんな私も、うつ状態がひどくなると、何から手をつけていいかわからない状態になる。そのようなときは、眠る前に「明日やるべきこと」を紙に書き出すようにしている。そしてそれに優先順位をつけておくのだ。

ただし優先順位といっても、「大事なこと」と「先にやるべきこと」が違う場合がある。こういうときは、「先にやるべきこと」から片づけていく。

けれどもうつが重くなっているときは、それにプラスして、「今の自分にできること」という基準を設けたほうがいいと思う。うつ状態とは、一種のパニックでもある。そうなると「できることから片づける」という、とても当たり前なことが見えなくなってしまうからだ。

うつになるような人は、ものごとを「横」に並べる、といわれる。つまり優先順位をつけずに、一緒にやってしまおうとするのだ。これを「縦」に並べて、ひとつずつこなしていくような習慣をつけよう。


そのためには、あなたのサポートも重要だ。

「そんなにいっぺんにやらずに、順番に片づけていこうよ」

さりげなく、そう言ってみる。それだけで彼（彼女）の気持ちは、冷静になる。そのためにもあなたは、大切な人が普段、ものごとをどんなふうにこなしているか、よく観察しておいてほしい。それが的確なアドバイスにつながるからだ。

大きな決断は、いったん棚上げにする

優先順位をつけることと少しニュアンスは異なるが、うつ状態のときの「大きな決断」についても触れておきたい。

私はサラリーマン時代にうつ病になり、会社を辞めることでいったん回復した。それからも

再発を繰り返しているから、果たして「退職」という決断がよかったかどうかわからない。しかし、会社を辞めて自由業になったことで、別のストレスが生まれるようになったとはいえ、新しい自分も発見できた。

だから私は、会社を辞めたことをまったく後悔していない。

しかし、あくまで一般論だが、退職、転職、離婚、離別……といった大きな決断は、うつ状態のときにやってはいけない。結婚も同じである。

急激な環境の変化がストレスになり、うつ病を悪化させるのだ。私が結婚と引っ越しを同時にやって（同時にやるのが普通ではあるが）、一時的なうつ状態になったことは、プロローグの31ページでも触れたとおりである。

「元気になってからきちんと考えようよ」

大切な人が、会社を辞めたいとか、別れたいなどと言い出したら、あなたはそう言ってほしい。うつ病が原因で「辞めたい」「別れたい」と考えているのなら、うつが治ればそんなふうに悩んでいたことも忘れるかもしれない。

もし、会社が退職をほのめかしてきた場合でも、できれば休職扱いにしてもらうように言ってほしい。それは家族の役目である。

「つらそうだから、退職させたほうが……」
と考えるのはわかるが、まず周囲が冷静になってほしい。

もちろん、退職で治ることもあるが……

しかし、たとえば上司や同僚との軋轢や確執がうつの原因になっているようなら、少し話は違ってくる。思い切って退職することで、うつの原因を取り除くことができるかもしれないからだ。

あるいはその会社の仕事が、本人にまったく合っておらず、そのことが「仕事を変わりたい」という悩みにつながっているような場合も、思い切って転職することがプラスに作用するかもしれない。

ただ、それでも退職は慎重に行なってほしい。考え方を変えることで、上司や同僚との軋轢なども、「まあ、こういうのもあっていいかな」と思えるようになるかもしれない。少なくとも周囲のほうから退職を勧めることは、私は反対である。

まして、会社が引き止めようとしている場合や、「少し休んで治せばいい」と言ってくれている場合は、ありがたく休ませてもらうほうがいい。休んで治ってから思考力がしっかりしているときに、家族と一緒によく考えて、「やっぱりそれでもダメだ」というのであれば退職すればいいのである。

会社を辞めた私が言うと、「よく言うよ」と非難されるかもしれない。

実際、辞めてうつ病が治った例もたくさんある。職場を変わって今は人が変わったようにゆったりと生きている知人もいる。それまでは上司とうまくいかず悩んでいたのが、生き生きと実力を発揮している知人もいる。

だから、あくまで一般論として受け止めてほしい。

しかし、私もそうだが、うつになりやすい人は、うつ気質を抱え込んでいることが多い。退職しても、また別の理由でうつになるものである。「うつになりやすい性格、うつになりやすい考え方」を持っていると、退職と転職を繰り返すようになるかもしれない。

退職して最初は治ったように見えても、すぐに再発するのである。

それに今の時代、再就職は簡単ではない。まったく仕事が手につかないほど重いとき以外は、大事な決断は棚上げすることを原則にしてほしい。

7 マイナス思考でもいい、宗教に救いを求めてもいい

「うつ」の人は本当にマイナス思考か？

うつは、人間を限りなくネガティブな方向に引きずっていく。自分はもうダメだ、生きていても仕方ない——そんなふうに思うこともある。

それなのに周囲は、「プラス思考でいこうよ」と言う。とくに自分がプラス思考の人は、うつの気持ちがなかなか理解できず、「できない、と口にするな」と簡単に言ったりする。

しかし、できないものはできないのだ。頑張ろうと思っても心が前向きにならないのだ。周囲の声を素直に聞いて、「プラス思考で頑張ろう」と焦っていると、うつはかえって悪化することがある。むしろ、

「マイナス思考でもいいじゃないか。慎重だ、ということなんだから」

と言ってあげてほしい。

私は、うつの人は決してマイナス思考ではないと思っている。

すべてがネガティブな生き方の人は無理をすることもないから、うつにもなりにくい。しかし、うつになるような人は、つい無理をしてしまう。自分でハードルを高くし、頑張って跳ぼうとするし、できれば前向きに生きられるようにと努力もする。

だから疲れるのである。

しかし、うつの人は律儀だから、そういうことが見えなくなっている。あなたはそれを彼（彼女）に指摘してほしい。

大切な人の肩の荷を降ろしてあげること――それがあなたの役目かもしれない。

とにかく、徹底してほめてあげよう！

うつ病になると集中力や決断力も鈍るから、ミスをすることも増える。遅刻や欠勤も多くなるだろう。批判されることはあっても、あまりほめられることはなくなる。

けれども、自信をなくして沈み込んでいるのだから、ほめてあげないと浮上はできない。どんな小さなことでもいい。たとえば朝1時間早く起きることができたら、

「そんなふうに努力しているあなたって、好きだなあ。えらいよ」

と言ってあげる。それが、うつ病を軽くすることにもなるかもしれない。

私が仕事をしていると、妻が横から覗き込んできたとしよう。

「どう、いい文章だろ?」

「うん、そうね」

――これではいけない。

「相変わらず、わかりやすい文章書くねえ。うまいわねえ!」

とまあ、こういうふうに言われるとまんざらでもなくなる。ほめられて不機嫌になる人はいない。あまり露骨なお世辞だと相手も逆に気を悪くするかもしれないが、それでも、けなしたり叱ったりするよりは、ずっといい。

うつの状態がよくなってきて、彼(彼女)の気分がいいようなら、「今日はずいぶん、表情が明るいね」などと言ってあげるだけでもいい。さらにうつは回復するだろう。

また、普段の会話で心がけたいのは、「相手の言うことをまず肯定する」ということ。つまり、仮に反対の考えを言うときにでも、

「たしかにそうだよね、わかるわかる。でもね……」

と返す。小さいことだが、こんな気くばりが彼(彼女)との距離を縮めるのである。

宗教を信じることも悪くはないが……

ところで、私の友人に、何度もうつ病になった男がいる。職場を変わって心機一転しても、

前の職場と同じような理由でストレスをため込んで、うつになる——というパターンの繰り返しだった。

薬では治らない、ものごとの見方や考え方の〝ゆがみ〟が、彼には染みついていた。いわば、気質そのものがうつ病の原因になっていたのである。

彼を最終的に救ったのは、カトリックへの入信だった。

先に入信したのは、奥さんのほうだった。奥さん自身つらくてどうしようもなく、教会に行ったのがきっかけだったという。

奥さんは明るい人で、うつの気持ちがどうしても理解できない。なぜそんなにものごとを否定的に見るのか……うつに苦しむ夫を見ながら、彼女も苦しんだ。


宗教を信じるということは、キリスト教にせよ仏教にせよ、いってみれば、「すべて神仏の思し召し」で、悩みや苦しみを「神仏」に預けてしまうことでもある。入信しないまでも、『聖書』や『般若心経』などを読むだけで、意外と心はやすらぐものである。

だから私は、うつに苦しむ人やその家族が宗教に頼ることを否定しない。しかし入信するのであれば、その宗教の教義などを、ある程度学んでからのほうがいいと思っている。現在、世界のあちこちで宗教対立が起こっているように、宗教は〝諸刃《もろは》の剣〟なのだから。

8 睡眠障害も、一緒に治していく

アルコールよりは睡眠薬のほうがいいが……

うつ病の最も典型的な症状が、睡眠障害である。眠れない、眠りが浅い、眠ってもすぐに目が覚める……など、症状はさまざまだが、とにかく睡眠の〝質〟が悪くなる。

睡眠で重要なのは、睡眠時間ではなく〝質〟である。夜中に何度も目が覚めたり、悪い夢ばかり見たり、というのでは何時間眠っても熟睡感は得られない。

睡眠とは脳の休養時間だから、これでは脳はきちんと休むことができず、自律神経系などに障害も出てくるし、うつ病もよくならないのである。

第1章でも書いたように、治すためには睡眠薬が効果的だ（54ページ）。最近は市販の睡眠薬もあるが、精神科などに行き、症状に合った睡眠薬を処方してもらったほうがいい。アルコールで眠るよりは、ずっと身体への影響も小さい。

しかし睡眠障害は、睡眠薬だけでは治らない、と私は思っている。

うつ病になると朝が苦手になるため、昼夜逆転の生活リズムになっていくことが多い。そのままでは、なかなかうつ病は回復しない。昼間の眠りは質が悪いからだ。

人間は、やはり朝起きて、夜に眠るほうが自然なのである。眠りの質がよくなれば脳も休養でき、うつ病も回復に向かっていく。

昼夜逆転の生活リズムを変えるには、どうすればいいか？

これまで私は、何度も朝型に変えようとした。しかし今でも、相変わらず夜型のままである。

そこで今年の初め、「6月末までに朝型に変える」という目標を立てたことは189ページでも書いた。

正月休みをダラダラ過ごさず、1日に30分ずつ早く就寝するようにした。長年の習慣は簡単には変わらないから、なかなか眠れなかったが、それでも朝は必ず起きて軽い食事をとり、朝日を浴びる。そのまま起きていられそうなときは、夜まで眠らなかった。

しかし、どうしてもつらいときは昼寝をした。

あまり「決めたから、必ずやる」と思わずに、できる範囲で朝の散歩も始めている。そんなふうに、少しずつ睡眠リズムを整えていこうと思っているところだ。

心がけているのは、なるべく日光に当たることである。もともと光は、人間の生体リズムと深い関係があるといわれる。朝、光を浴びることで体内時計がリセットされるし、午前中にたっぷり日光を浴びれば、体内時計も早いほうに移動し、眠くなる時間帯も早くなる。

遅く眠った場合でも、早起きして朝日を浴びたほうがいいのは、そのためである。


あなたの大切な人が、いつも夕方まで眠っているようなら、まず午前中に起こして、いったんベッドから出てもらおう。そして、玄関の掃除でも何でもいいから、外に出るように勧めてみよう。

ベッドから出てもパジャマのままゴロゴロしていたのでは、眠っているのとあまり変わらない。しかし外に出るとなると、たとえ家やアパートの前でもパジャマのままというわけにはいかない。

これを根気よく続ければ、少しずつリズムができてくる。


彼（彼女）は、最初は嫌がるかもしれないし、不機嫌になるかもしれない。そういうとき、あなたは無力感を覚えるかもしれないし、「好きにすれば……」と思うかもしれない。

けれども、ここで放り投げてしまっては、うつは回復しない。

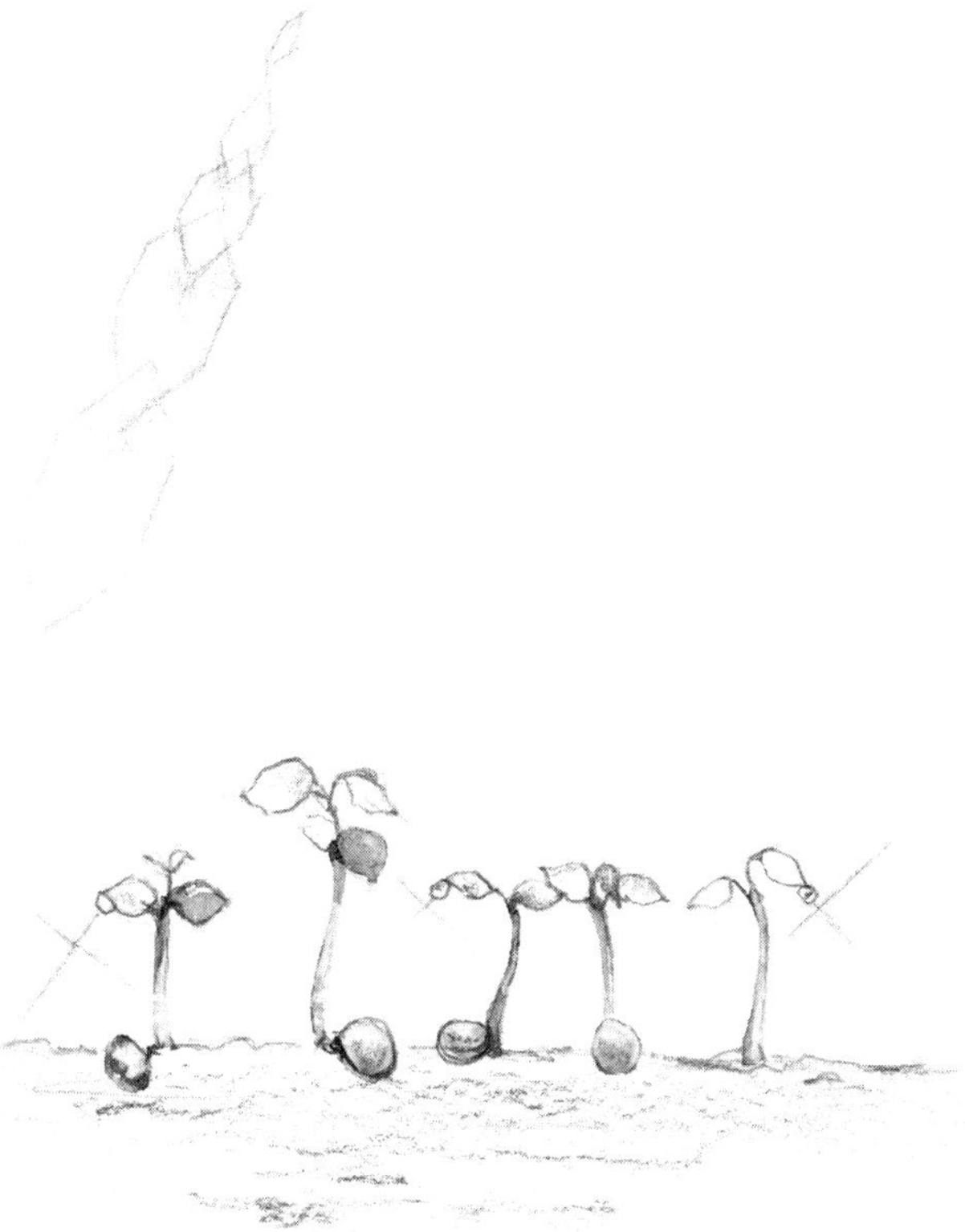

9 リラクゼーションのために、すぐできること

ゆっくりと風呂につかる

うつ病になると、とにかく心身ともにリラックスができていない状態になる。筋肉はこわばり、睡眠リズムは狂う。

リラクゼーションのためには、いろいろな方法がある。私もいくつか試してみた。

まず、良質な睡眠に向けて、夕食後の過ごし方を工夫する。

夕食をたくさん食べると眠くなることもあり、つい1、2時間眠ってしまう。これをやると睡眠が必ず浅くなる。だから夕食は控えめにする。できれば近所を一周するだけでいいから夜の散歩をするといいだろう。

彼(彼女)が嫌がるようなら、あなたが上手に誘ってあげよう。

そして眠る前には、ぬるめの風呂にゆっくりとつかる。「風呂は最高の精神安定剤」だと言

った人もいるぐらいだ。

うつになると何もかもがおっくうになり、風呂もシャワーですませてしまう。しかし入浴は気持ちを落ち着かせるものだ。人間は体温が低くなると眠くなり、高くなると目覚める。入浴によって上がった体温が下がることで、眠気が生まれるのである。

だから、どんなに面倒でもできるだけ風呂に入る習慣をつけていきたい。私も昔はシャワーだけですませていたが、あまり毎日しつこく、「お風呂、入って」と妻に言われるので、いつの間にか習慣になっていった。

また、座り仕事の多い人は、ストレッチ運動を意識して行なうこと。古典的だが「ラジオ体操」なども、なかなか効果的だ。

森林浴は、うつを軽くする効果がある

森林浴も、リラクゼーションには効果がある。山に行かなくても、木の多い公園で軽いストレッチ運動をするだけでもいい。

樹木は「フィトンチッド」という物質を出しており、これには自律神経を安定させる効果があるといわれる。いずれにしても、たとえば夏の木陰などは気持ちのいいものだ。自然の中には草木の香り、野鳥の鳴き声など、心を癒してくれるものがたくさんある。

自然に親しむことは、うつには必ずプラスになる。

私は2年ほど前から俳句を始めている。俳句は「季語」というものがあり、何らかの形で季節を詠み込まなくてはならない。部屋にこもったままでは、いい俳句はできないのだ。自然に親しむことで、いい俳句も生まれる。その結果、うつも回復する——という好循環になっている気がする。


何でもかんでも勧めることはよくないが、うつになるととにかく何もしたくなくなるから、身近な人間が少し後押しをしてあげることも必要になると思う。

「俳句なんて、いいと思うよ」

そんなひと言だけでもいいのである。

エクササイズの効果が注目されている

ジョギング、ウォーキング、サイクリング、水泳……こうした運動を「有酸素運動」という。

今、うつ病の改善にこの有酸素運動（エクササイズ）が注目されている。

エクササイズをすることによって、脳内ではセロトニンが増える。これを1カ月も続ければ、うつ状態はかなり改善されるというデータもある。

場合によっては、たった1回のエクササイズだけでうつが改善することもある。だがこれは、いわば〝応急処置〟的なものだろう。

しかし、外出して散歩するだけでも抑うつ感は軽くなることを見てもわかるように、エクササイズはうつの回復に大きな効果があることは間違いない。本格的にジムに通う必要はない。近所の散歩からで充分である。

あなたの大切な人は、あまり体を動かさずに毎日を過ごしている。これでは体力も落ちるし、うつに立ち向かう気力もなくなる。一種の〝気晴らし〟だと割り切ってもいいから、「体を動かす」ことを勧めてあげてほしい。

日常的にエクササイズを行なっている人は、ストレスや不安に襲われることも少ない。おそらく脳内ホルモンが影響しているのだろう。いわばストレスへの抵抗力が高いのである。

たとえば自然の多い川沿いや山の中のハイキングコースを、景色を眺めながら歩くだけで、不安感や抑うつ感は軽くなる。

大汗をかくほど激しい運動をする必要はない。たとえばあなたと彼（彼女）が散歩をしたとして、二人が息を切らせずに話しながら歩く程度の強度でいい。

1日に1時間も2時間もかけなくてもかまわない。30分程度で、効果はあらわれる。

今日からでもいい。ぜひ始めてほしい。昼食や夕食のあとに10分間、体を動かす程度なら、うつで気が滅入っていても何とか続けられるだろう。

あまり最初から無理をしてはいけない。うつは徐々に治していけばいいのである。「1カ月後には回復させてみせる！」などと思ってはいけないのだ。大らかな気持ちになって、のんびりとスタートしていけばいい。

もともと、うつ病には「作業療法」というものがある。うつになると何もしたくなるが、だからといってゴロゴロしてばかりだと、なかなか回復しない。重症のときはそれでもいいが、軽くなると「体を動かす」ことも重要になってくる。近所に買い物に行ってもらったり、部屋の掃除を頼むだけでいい。「不安や抑うつ感、苦痛があっても簡単な作業はできる」ことを経験することで、「できることをこなしていく」という達成感も生まれる。

あなたの大切な人がいつまでもゴロゴロして何もしないようなら、負担にならない程度に簡単な仕事を頼んでみよう。

アロマセラピーや環境音楽も試してみる

アロマセラピー（芳香療法）は、最近はブームにすらなっている。部屋でのんびりできる時間があれば、リラクゼーション効果のある香りを漂わせてみる。

うつになると、そういうことをしようという元気もなくなるから、周囲が、「これ、気分がリラックスするんだって」と勧めてあげればいい。

環境音楽も同様である。「ヒーリング」という言葉はすでに一般的になり、CDショップには専門のコーナーさえある。

どんな音楽がうつに効くかは、本人の好みにもよるだろう。リズミカルで元気な音楽を聴くことで抑うつ感がなくなる人もいる。クラシック音楽もいいだろう。

いろいろ試してみて、自分にとっていちばんリラックスできる音楽を探してほしい。

相談できる友人を持とう

うつの人を支えるのはつらい。あなたまで参ってしまうかもしれない。

だから、あなた自身、何でも話せる友人を持ってほしい。できれば、うつのことを理解している人。うつの経験がある人だと、もっといい。

あなたまでうつになってしまっては、大切な人をサポートできない。だからあなたは、相談相手を持つべきなのだ。

私には、うつ病の友人がたくさんいる。お互い傷を舐め合っているのでは意味がないが、今のところ互いの症状を話し、「こんな方法もあるよ」という情報交換もできている。

大切な人が「うつ」になって苦しんでいるあなたにも、そういう人をつくることをお勧めする。うつ病の苦しみを「一人」で抱え込むことほど、つらいことはないからだ。

もし、知人からそういう相談を受けたら、嫌がらずに聞いてあげてほしい。その知人はもしかしたら、うつになりかけているかもしれない。放っておけば共倒れになる。

それを助けるのも、友人として大事なことだと思う。

あとがき

「何とかしてあげたい」と思っているあなたへ

●──あなたがうろたえてはいけない。冷静になろう

「うつ」になると単に気分が滅入るだけでなく、さまざまなことがどうでもよくなったり、自暴自棄になったりすることもある。激しく自分を責め、「もうダメだ、いっそ死ねたらいいのに……」と沈み込む。客観的に見て、能力もあり、決して「ダメ」ではない人がそういうふうに思うと、周囲は戸惑うしかない。

「何とかしてあげなければ……」

あなたにとって大切な人であればあるほど、そう思うだろう。しかしその熱意が気負いになり、空回りして過保護になることも多い。家族としては良かれと思ってやっていることが相手にとっては負担になることもある。

自分の思いが伝わらないもどかしさに、あなたも苦しむかもしれない。

うつ病になると、冷静な判断力がなくなる。

私が重いうつになったとき、つらくて憂うつで、この状態は何とかならないかと悩み、必ずこんなことを口にする。

「ここまでひどくなったのは、初めてかもしれない」

すると妻は、

「何回もあったのよ。そのたびにあなたは、今がいちばんひどい、と言ってるのよ」

と言ってくれる。私のうつを見続けてきた彼女によると、いちばんひどかったのは会社を辞めて2年ほどたったとき、次が引っ越したとき――らしい。近くにこうして冷静に観察してくれる人間がいることは、うつの人間にとっては大いに助けになる。


身近な人がうつになったら、まずあなた自身が冷静になること。焦ったりうろたえてはいけない。その心の動きは相手に伝わり、

「自分は、あの人を苦しめている」

と、また悩む。何とも面倒な病気だが、投げ出してはいけない。大切な人を助けてあげられるのは、あなただけかもしれないのだから。

「もう充分頑張ったんだから、少し休めばいいんだよ。うつは、頑張ってきたあなたに神様がくれた休養なんだから……」

静かに、そう言ってみよう。それだけで、うつの人は「助かった」という気持ちになる。

◉――「全面的に支持する」ことのむずかしさ

本書で繰り返し書いてきたように、うつ病の人に接するときの基本は「全面的な支持」である。うつの人は孤独感にさいなまれていることが多い。寂しいのである。

自分は誰からも受け入れてもらっていない、と思い込んでいるかもしれない。だからあなたは、励ましたり強くアドバイスするのではなく、まず話を聞いてあげてほしい。

そして、その話を否定しないことだ。

これが、「全面的に支持する」ということである。

まず、「元気になってほしい」という〝思い〟を伝える。

仮にその思いが拒絶されても、あきらめずに無条件に支持する――。

「あなたは大丈夫。あなたは決して弱くない。あなたは素敵な人だ」

繰り返し言い続けよう。彼（彼女）は、「放っておいてほしい」と言うかもしれないが、その拒絶は病気のせいである。本心からあなたを拒絶しているわけではない。

とはいえ、うつの人は暗くマイナスのエネルギーをあなたに投げかけてくる。それを支持して受け入れることはつらく、苦しい。

時には煩わしく思うこともあるはずだ。どうしていいかわからなくなるかもしれない。そう思っていい。それが自然なのである。

だからどうしてもつらいときには、そのことを素直に相手に伝えよう。むずかしいことかもしれないが、あなた自身、一種のジレンマに陥っているかもしれない。

「元気になってほしい。力になってあげたい。だけどその気持ちが彼（彼女）の負担になっているのだろうか――」

そう思っているかもしれない。その気持ちは、相手を批判したり責めたりしない形で、きちんと話すべきだと私は思う。

あなたにはあなたの人生がある。たとえ大切な人がうつであっても、あなたには「私はこうしたい」という意思はあるはずだ。それを押さえ込んでしまってはいけない。

相手の〝犠牲〟になってはいけないのである。

うつ病になると殻に閉じこもり、助けやアドバイスを拒絶することも多い。あなたはとてもつらいはずだ。

その「つらい気持ち」を相手に伝えるのは勇気がいるかもしれない。しかし、全面的に支持することは、すべてを相手の言うとおりにすることではない。

お互いが助け合って二人の問題を解決することが、本当に大切であることを、あなたも彼

（彼女）も認識しなければならないと思う。

たとえば私がうつになると、妻はどうしていいかわからなくなる。ただ、自分まで引きずり込まれてはいけないと思うそうだ。

しかし彼女は私に、「元気になってほしい」と思っているし、何かできないかとも思っている。そういったことは、はっきり伝えてくれる。それが私の気持ちをラクにするのである。

●――あなたは、治るのを手伝うだけでいい。無理をしてはいけない

あなたは医師ではないしカウンセラーでもない。大切な人を「治す」ことはできないのだ。治すのは医師であり、カウンセラーなどの専門家だ。あなたは、「治すのを手伝うだけでいい」と思おう。

ただし、医師やカウンセラーなどとの連携は、きちんととっておくべきであることはいうまでもない。ほかの家族や友人とのチームプレーも、視野に入れるべきだろう。

一人で何もかも抱え込んでしまってはいけない。あなたには、できないこともある。「何とか助けられないか」という気持ちはわかるが、あなたまで落ち込んでしまっては、二人とも病気に負けたことになる。

あなたは、自分に何ができるかを考えてほしい。

うつに苦しんでいる彼（彼女）をほめちぎる。

乱れた生活リズムを整えるように工夫してあげる。

外出したがらない彼（彼女）を散歩に誘う。

軽い運動を一緒に行なう。

——できることはいくらでもあるはずだ。大切な人がなかなか回復しなくても、「自分は無力だ」と思ってはいけない。できることを探して、地道に実行してみよう。


そのとき、あなたも無理をしてはいけないし、相手に無理を強いてもいけない。ゆっくりと、のんびりと治そうという気持ちになろう。きっと彼（彼女）はあなたの支えを求めている。それを甘えだととらえるのではなく、「愛」だととらえよう。

「あなたは今、病気になっている。長引く病気だから、焦らずにできることから改善していくほうがいいと思う」

あなたのそういう言葉が、大切な人を少しだけかもしれないが勇気づけるはずだ。その積み重ねが、うつを回復させていくのである。


うつは、つらく苦しい病気である。しかも長引くことが多い。なかなか治らなかったり、症状が重くなると、あなたは、「自分には何もできないのではないか」と思うかもしれない。けれども、相手があなたを必要としている限り、温かい気持ちで接していきたい。もちろん過干渉になってはいけないが、あなたの〝思い〟は必ず伝わるはずである。

今はつらくても、いつかは必ず治るのだから――。

著者

【主な参考資料】

「うつ」が気になる人の本（大熊輝雄／サンマーク出版）
いやな気分よ、さようなら（デビッド・D・バーンズ／星和書店）
子どものうつ――心の叫び（傳田健三／講談社）
精神科医がうつ病になった（泉基樹／廣済堂出版）

【著者紹介】

小野一之（おの・かずゆき）

◎――1953年、愛媛県生まれ。早稲田大学卒業後、出版社に入社。主に実用書の企画・編集に携わる。現在は独立して出版企画プロデューサー、エディター、ライターとして幅広く活躍中。

◎――出版社勤務時代の44歳当時（約10年前）、ハードワークとさまざまなストレスが引き金になり、「軽症うつ病」になる。退社後、一時的に回復したものの、発症以来常に「うつ」と同居しながら仕事を続けている。「うつ病は長引くことが多いから、じっくり治す姿勢と周囲のサポートが必要」が持論。心の病から自己啓発まで、落ち込んだ人やその周りの人が少しでも“元気”になれるためにアドバイスを続けている。本書は、自らの体験をもとに、「うつの人とどう接すればいいか」をまとめたもの。

◎――著書に、人間関係やストレスに悩みながらコミュニケーションの技術を身につけた体験を書いた『わかりやすく説明・説得する技術』、自らの「うつ」体験をもとにうつ病と付き合いながら治していくノウハウを書いた『「うつ」は、ゆっくり治せばいい！』、『「うつ」は、少しだけがんばって治す。』（いずれも、すばる舎）などがある。

あなたの大切な人が「うつ」になったら

2007年２月28日　第１刷発行
2020年10月19日　第15刷発行

著　者――小野《おの》　一之《かずゆき》

発行者――徳留慶太郎

発行所――株式会社 すばる舎

〒170-0013 東京都豊島区東池袋3-9-7 東池袋織本ビル
TEL 03-3981-8651（代表）
03-3981-0767（営業部直通）
振替 00140-7-116563
http://www.subarusya.jp/

印　刷――ベクトル印刷株式会社

乱丁・落丁はお取り替えいたします。

ISBN978-4-88399-614-8 C0030